KB187529

먹으면 약이 되는
한방 식품 미용법

먹으면 약이 되는

한방 식품 미용법

김이현 編著
(상당한의원 원장)

도서
출판 **한방미디어**

현대 여성들이 아름다운 얼굴 가꾸기에 기울이는 정성은 대단하다. 그래서 성형외과는 늘 문전성시를 이루고 화장품 광고는 홍수를 이룬다. 쌍커풀을 만들고 콧대를 세우는 일은 이제 보편적인 일로 받아들여지고 있으며 박피를 하거나 피부관리실을 드나드는 것은 생활의 한 부분이 되어가고 있다.

이렇듯 끊임없이 아름다움을 추구하는 여성들이 가장 소중하게 여기는 것이 피부이며, 그들에게 있어 아름다운 피부는 또하나의 미(美)를 이루는 중요한 구성요소이다.

그래서 젊고 아름다운 피부를 소유하고자 하는 것은 모든 여성들이 한결같이 소망하는 일일 것이다.

그러나 맑고 깨끗한 피부를 갖기란 그리 쉬운 일이 아니다. 섭생만 잘못해도 생기는 검버섯이나 주근깨 등은 조금만 신경을 쓰지 않으면 피부를 괴롭히는 등 각종 피부 트러블을 유발하여 아름다움을 추구하는 여성들에게 커다란 고민거리를 안겨주고 있다.

그도 그럴 것이 소위 미녀라 함은 먼저 피부가 희고 깨끗해야 한다. 따라서 여성의 아름다움은 주근깨나 검버섯, 기미 등 각종 잡티가 없는 아름다운 피부를 간직하고 있어야 하는 것이 첫번째 조건이 된다. 그렇다면 어떻게 아름답고 윤기나는 피부를 간직할 수 있을까?

그것은 모든 여성들이 한결같이 갖고 있는 의문일 것이다. 국내외 의학계는 이 문제를 해결하기 위해 남다른 노력을 기울여 왔다. 그러나 아직까지 확실한 예방대책이 없는 것을 난제 중의 난제라는 느낌이 든다.

이에 필자는 한의학적인 접근을 통해 그 실마리를 풀어보고자 한다. 이른바 먹고 바르는 한방식품, 자연식품을 이용하는 피부미용법이 그것이다.

일찍이 한의학에서는 오곡(五穀)과 오과(五果), 오축(五畜), 오채(五菜)로 충분한 영양 섭취를 해주어야만이 신체의 건강을 유지할 수 있다고 했다.

피부 미용 또한 예외는 아니다. 다양한 식품의 적절한 섭취를 통해서 충분한 영양이 공급될 때 피부의 노화는 완화되고 탄력 또한 유지될 수 있다.

그중에서도 특히 항산화 식품을 많이 섭취해주는 것이 좋고. 항산화 식품은 노화를 완화시키기 때문이다. 특히 주근깨나 주름살, 검버섯 등의 예방, 개선에도 효과가 뛰어나다.

이번에 출간을 하게 된 〈먹으면 약이 되는 한방 식품 미용법〉은 이러한 기초 위에서 출발한다.

복용을 하거나 피부에 바르면 노화를 예방하고 깨끗한 피부로 가꿔주는 각종 식품 미용법을 총망라 하고 있기 때문이다.

약국의 화장품 코너에서 간편히 사서 바를 수 있는 인스턴트 보다는 다소 손이 더 가지만 자연미인이 될 수 있기를 바라는 저자의 세심한 배려이기도 하다.

나이가 들면 어쩔 수 없이 찾아드는 노화는 인간인 이상 결코 피할 수 없는 일이긴 하다. 그러나 한 가지 분명한 것은 그 시기를 늦출 수는 있다는 것이다. 그러나 오로지 가꾸는 정성, 손길에 의해서만 가능하다.

평소 우리 주위에서 손쉽게 구할 수 있는 자연식품, 한방식품을 다양하게 활용하여 언제나 젊고 아름답게 살 수 있는 지혜를 터득했으면 한다.

그것이 몇 년간의 자료수집을 통해 이 책을 발간하게 된 취지이기도 하다.

김 이 헌

CONTENTS

1장

피부를 알면 미인이 된다

01

피부란 무엇인가?

피부는 우리 몸의 가장 바깥에 있으면서 외부로부터의 모든 자극을 받아들이고 또 민감하게 반응하는 관문이다.

이러한 피부는 대략 세 부분으로 구성되어 있다. 즉 피부는 제일 바깥층에 있어 우리의 눈으로 직접 볼 수 있는 표피(表皮), 표피의 바로 밑에 자리잡고 있으면서 피부의 주체를 이루는 층인 진피(眞皮), 그리고 진피 밑에 자리잡고 있는 피하조직(皮下組織)으로 나눌 수 있다.

이중 표피층은 끊임없는 신진대사와 세포분열이 이루어지는 곳이다. 대개 1~2개월 정도가 지나면 하나의 세포는 때나 비듬이 되어 떨어져 나가고 새로운 세포가 생겨나게 된다. 이런 과정이 반복되는 가운데 피부 표면은 언제나 사람들에게 신선한 느낌을 주는 것이다.

특히 이 표피의 기저층에는 멜라닌 색소가 분포되어 있어 피부의 색깔을 결정하게 된다.

햇살이 강렬하게 내려쪼일 때는 진피를 보호하여 자외선에 손상을 입

지 않도록 하기 위해 멜라닌 색소를 분비해 낸다. 그 결과 피부가 검붉어
지게 되는 것이다.

표피 바로 밑에 있는 진피는 매우 풍부한 결체조직으로 되어 있어 피
부의 탄력을 주관한다. 특히 이 진피층에는 혈관이나 임파선, 신경, 땀샘,
피지선 등 여러 기관이 분포되어 있어 피부의 영양이 이루어짐과 동시에
각종 피부질환을 유발시키기도 한다.

한편 피하조직은 지방이 축척되는 층이다. 피하조직의 지방세포는 마
치 방석처럼 완충작용을 하고 있는데 이를 일러 피하지방(皮下脂肪)이라
고 부른다. 피하지방은 열의 발산을 막아주는 역할을 하고 영양상태를
나타내는 지침이 된다. 따라서 이 피하조직의 발달 정도에 따라 체형이
결정된다고 할 수 있다.

이렇듯 피부는 매우 미세하고 복잡한 조직으로 이루어져 있어 그 작
용 또한 광범위하다.

02

피부의 색깔은
무엇으로 결정되는가?

피부의 색깔은 다음의 세 가지 요소에 의해 결정된다. 그것은 멜라닌과 카로틴, 그리고 헤모글로빈이다.

❶ 멜라닌

피부의 색깔을 결정하는 데에 있어 가장 강력한 요소이다. 멜라닌은 흑색소 세포가 생성한 색깔인데 가장 흔한 것이 검은색이다. 그러나 간혹 붉은색을 띨 때도 있다.

이러한 흑색소 세포는 인종 차이 때문에 인체에 각각 다르게 분포하지 않는다. 다시말해 대체로 같다는 말이다. 따라서 피부가 검고 희게 되는 것은 분비되는 멜라닌 색소의 양에 따라 결정이 된다.

만약 피부가 자외선으로부터 자극을 받게 되면 멜라닌 색소가 곧 표피세포(表皮細胞)에 침착되면서 피부가 검어지게 되는 것이다. 이것은 바로 자외선이 인체 내 수분의 분해를 방해하는 현상으로 일종의 자연 치유력으로 볼 수 있다.

그러므로 자외선에 과다하게 노출되는 것은 피부미용을 해치는 주범이다. 햇살이 너무 강렬할 때는 외출을 삼가는 것이 좋다. 부득이 외출을 해야 할 때는 모자를 쓴다거나 자외선 차단 크림을 바르고 나가도록 한다.

❷카로틴

이는 당근의 홍색소(紅色素)로서 인체 내에서 비타민 A로 변화되는 물질이다. 이러한 카로틴을 과다하게 섭취하면 피부에 적체가 되면서 노란색을 띠게 된다. 그러나 해로움은 없다. 특히 비타민 A에는 강렬한 항산화 기능이 있기 때문에 당근을 많이 먹는 것은 피부 미용에 매우 유익하다.

❸ 헤모글로빈

적혈구(赤血球)속에 있으며 산소와 이산화탄소를 운반하는 기능이 있다. 피부 색깔의 변화, 특히 얼굴색은 헤모글로빈의 양과 상태에 따라 결정된다.

혈류량이 왕성할 대는 얼굴색이 불그스레하니 건강한 혈색을 나타내게 된다. 그러나 초조해 하거나 질병이 생기면 혈류가 정체 되고 안색 또한 창백해진다. 이는 헤모글로빈의 양이 감소하기 때문이다.

특히 헤모글로빈과 산소가 결합되었을 때는 얼굴색이 밝고 윤기가 나며 붉은 색을 띠게 되지만 반면 이산화탄소와 결합되면 검붉은 색을 띠게 된다.

한편 대사작용이 원활하지 못하거나 어디에 부딪쳤을 때는 피부에 퍼런 멍이 들거나 검어지게 되는데 이것은 혈류, 즉 피의 흐름이 정체되었기 때문이다.

피부 표면의 상태도 역시 피부 색깔에 영향을 주게 된다. 예를 들어 피부가 너무 건조하면 세포의 투명도에 영향을 미치게 되므로 피부에는 밝고 빛나는 윤기가 없어지게 된다.

03

피부의 여섯가지 기능

❶ 보호 작용

피부는 몸을 덮어서 외부의 물리적, 화학적인 영향으로부터 격리시켜 몸을 보호하는 작용을 한다.

특히 피지막(皮脂膜)과 각질층(角質層)이 세균이나 병독(病毒), 광선, 전자파, 화하굴질 등을 차단하여 피부를 보호하게 된다.

따라서 이들의 기능이 쇠약해지면 피부는 곧 거칠어지고 여러 가지 병독 반응이 나타나게 된다.

❷ 수분유지

피부의 수분 함량은 70% 이상이다. 각질층에도 수분이 12~15% 함유돼 있다.

이들 수분을 유지시키는 것은 피지막이다. 적절하면서도 충분한 수분을 유지하는 것은 피부에 있어서 절대적으로 필요하다. 만약 수분 유지기능이 저하되면 피부에 곧 주름살이 생기게 되기 때문이다.

따라서 수분 유지 능력을 보존하고 수분을 충분하게 공급하는 것이야 말로 피부보호에 있어 가장 중요한 요소이다.

❸ 영양유지

표피(表皮)로 형성되는 기저층 세포는 진피(眞皮)의 모세혈관으로부터 영양분을 받아 성장하여 피부가 된다. 세포 속에는 단백질 27.5%, 지질 2%, 염분 0.5%를 함유하고 있는데 피부는 바로 이들 영양분을 보존시키는 기능이 있다.

따라서 만약 영양분을 보존하는 기능이 저하되면 곧 과민성 피부가 된다. 피부가 조여들고 벗겨지며 거칠어지는 등의 증상이 나타난다. 그러므로 신체 내부의 건강을 유지하려면 반드시 피부를 보호하는 것에 심혈을 기울여야 한다.

❹ 분비작용

피지선(皮脂腺)의 분비물을 피지(皮脂)라고 한다. 이는 모발과 피부를 윤택하게 하는 기능을 가지고 있다. 또 땀샘의 분비물을 땀이라고 한다. 이 두 분비물이 유화(乳化)되면 피지막(皮脂膜)으로 형성된다.

그런데 만일 분비가 부족하면 피부의 보호와 유지기능을 원활히 수행하지 못하게 된다. 또 이와 반대로 과다분비일 때는 곧 여드름 등의 피부 트러블을 일으키는 원인이 된다.

그러므로 분비가 부족할 때는 보충을 해야 하고 분비가 너무 많을 때는 깨끗이 씻어주어야 한다. 이것이 바로 올바른 피부보호 방법이다.

❺ 배설

땀샘에서 땀을 배출하는 것은 표피(表皮)에 수분을 공급하는 기능 외에도 체온을 조절하는 중요한 역할을 담당한다. 또 피지선, 아포크린샘(apocrine gland), 각질층의 탈락 등을 통하여 각종 독소나 노폐물, 요소(尿素), 이산화탄소 등을 배설시키기도 한다. 특히 체내에 중금속은 아포크린샘으로 배설되지 않고 땀샘을 통해 배설되므로 땀샘이 얼마나 중요한가를 알 수 있다.

이러한 피부의 배설기능이 저하되어 배설이 제대로 되지 않으면 각종 피부병이 생기고 건강에도 좋지 못한 영향을 미치게 된다.

❻ 재생작용

인간의 신체는 쉴새없이 신진대사작용이 이루어지고 지속적인 재생작용 또한 이루어지고 있다. 표피를 예로 들어보자. 기저층 세포가 분열되면서 증식시킨 세포는 차례로 표면층으로 올라와 약 1개월이 지나면 떨어져 나가게 되면서 하나의 주기를 완성하게 된다. 이것이 바로 피부의 재생기능 때문이다.

그런데 만약 노화가 진행되면 이러한 피부의 재생기능은 그 속도가 느려지게 되면서 피부상태가 악화된다.

이외에 외부로부터 상처를 입은 뒤 스스로 치유가 되는 것도 피부의 재생기능 때문이다. 이러한 피부의 재생기능이 정상적일 때 피부는 아름답다. 그런데 만약 그 기능이 쇠약해지면 주근깨나 주름살, 기미 등이 나타나게 되고 갈수록 심해진다. 그리고 피부 역시 탄력과 신축성을 잃어버리게 된다.

따라서 평소 정상적인 피부의 재생기능을 유지시켜 주는 것이 중요하다. 그 방법은 균형 잡힌 음식섭취와 적당한 운동을 하는 것이 좋다. 또 외부로부터 피부를 보호해 주는것도 신체의 활발한 재생능력을 유지하는 데 도움이 된다.

04

웃음은
아름다움의 원천이다

얼굴에 미소를 머금고 있는 사람은 누가 봐도 매력적이다. 이는 마음과 몸이 균형과 조화를 이루고 있는 상태라 할 수 있다. 마음 속에 기쁨이 넘치면 얼굴에 비로소 웃음이 나타나게 된다. 이와 반대로 마음에 불만이 있으면 얼굴에는 미소가 사라진다. 억지로 웃는 것은 아름답게 보이지 않는다.

그러므로 반드시 마음 속 깊은 곳에서 기쁨이 우러나오고 그 기쁨이 얼굴에 이르러서는 웃음으로 드러나도록 해야 한다.

이렇듯 아름다워지기 위해서는 어떤 상황이든지간에 긍정적이고 낙관적인 마음을 가지며 편안한 심정을 유지해야 한다. 그렇게 되면 얼굴에는 자연스럽게 미소가 떠오르게 되고 그 미소는 모든 사람들에게 즐거움을 줄 것이다.

그러나 세상을 살다보면 화가 나는 일도 많고 언짢은 일도 많다. 이같은 상황에 처하면 곧 불안해지고 조바심이 나기 마련이다. 이런 상황에서도 웃을 수 있을까?

그러나 아름다워지기 위해서는 웃어야 한다. 이를 위하여 필자는 효과가 있는 방안 하나를 소개한다. 바로 명상법을 행할 것을 권하고 싶다. 번뇌의 일을 만났을 때 이 명상법을 시행하면 감정을 억제시키게 되어 당신을 더욱 아름답게 만들어 줄 것이기 때문이다.

얼굴을 아름답게 하는 명상법 2가지

① 먼저 눈을 살며시 감고 천천히 호흡을 행한다. 그러나 코로만 숨을 들이 마시고 내쉬어야 한다. 또 숨을 들이마실 때와 내쉴 때는 극한에 이르도록 한다.

이렇게 반복 3회를 행하면 머리가 한결 가벼워지게 된다. 모든 의식을 숨을 들이마시는 것과 내쉬는 일에 집중하고 잡념을 버려야 한다. 아무 생각도 하지 않는다. 이렇게 행하고 나면 마음이 홀가분해지고 희열의 느낌이 있게 될 것이다.

② 배꼽 밑 부분을 안으로 수축하고 항문 또한 수축한다. 아랫배도 안으로 수축시킨다. 어깨의 힘을 풀고 나서 숨을 극한까지 내쉰 뒤 서서히 들이마신다. 이같은 동작을 반복적으로 행한다. 마음이 우울하거나 좋지 않을 때 늘 시행하면 효과가 좋다. 한 번 행할 때 소요되는 시간은 20~30분 정도가 적당하다. 이 호흡법은 목욕을 할 때도 행할 수가 있다.

05

적절한 목욕은
피부 미인을 만든다

목욕을 자주 하면 피부가 부드러워지고 혈
액순환을 촉진하여 미용건강을 증진시키게 된다. 특히 이때 목욕물에 유
자나 귤껍질의 추출액 또는 창포 달인 물 등 각종 식물액을 넣으면 항활
성산소가 발생하여 피부 미용과 건강에 유익한 영향을 미치게 된다.

이외에도 우유, 소금, 알로에즙, 들깨잎즙, 녹차물 등을 넣은 목욕물도
피부 미용에 좋다. 또 각종 야채를 달인 즙과 화장수를 혼합해도 효과를
볼 수 있다.

특히 목욕 전에 레몬즙 또는 녹차를 섞은 물로 세안을 해도 활성산소
를 제거시키기 때문에 피부미용에 좋은 효과가 있다.

한편 피부미용에 있어 가장 좋은 물은 활체수(活體水)라고 할 수 있
다. 여기서 말하는 활체수란 각종 식물의 활성성분을 지닌 물을 일컫는
다. 온천수가 바로 활체수와 매우 흡사한 물이라 할 수 있다.

그러나 가정에서는 온천수를 만들어 낼 수가 없다. 비록 유황을 섞은

목욕제가 있기는 하지만 건성피부를 가진 사람이 유황 섞은 물을 사용하면 피부가 더욱 건조해지므로 조심을 해야 한다.

그럼, 가정에서 손쉽게 활체활성수(活體活性水)를 만드는 방법을 소개하면 다음과 같다. 그 방법은 간단하다. 천연 자석으로 자기(磁氣)처리를 하면 되기 때문이다. 즉 천연 자석을 물에 담궈 48시간이 지나면 활체활성수가 된다. 이렇게 하면 천연 온천수의 효능을 그대로 지닌 활체활성수가 만들어지게 되는 것이다.

이 물은 건강 뿐만 아니라 피부미용에 유익한 작용을 한다. 특히 이 물로 세안을 꾸준히 해주면 탄력있는 피부로 가꿀 수 있을 것이다.

06

활체활성수는
피부를 아름답게 가꾼다

물은 사람에게 가장 중요한 물질이다. 세포 속에 있는 물은 생명을 유지시키는 기능이 있어 활체수(活體水)라고 한다. 인공적인 방법으로 만들어낸 물이 활체수의 성분에 접근하면 활체활성수가 된다.

이러한 물은 놀라운 능력을 많이 가지고 있다. 특히 좋은 물을 마시는 것은 신체에 유익한 작용을 한다. 이와 반대로 좋지 않은 성분을 함유한 물이거나 방사선에 오염된 물은 몸에 해가 됨은 말할 나위 없다.

화학적인 각도에서 볼 때는 물속에 활성산소가 과다하게 함유돼 있으면 분해력이 강하게 되므로 좋은 물이 못된다.

한편 좋은 물의 기능은 매우 다양하다. 피부에 대한 활성산호의 분해 작용을 저지하고 질병을 예방하며 노화를 억제시키기 때문이다. 특히 활체활성수를 마시면 우리의 체질을 개선시킬 수도 있다. 또 화장수나 목욕물, 세안용으로 사용해도 피부를 부드럽고 윤택하게 하는 작용을 발휘한다.

07

땀은 피부에
수분을 공급한다

땀은 피부의 땀샘에서 분비되는데 이렇게 분비되는 땀은 피부 표면을 습윤 시킬 수가 있다. 또 땀이 나고 증발됨으로써 체온조절도 한다. 보통 성인의 경우 100cc의 땀을 흘리면 체온이 섭씨 1도 정도 내려가게 된다.

이러한 땀은 대체로 두 종류의 땀샘에서 분비된다. 그 하나는 외분비선이고 또 다른 하나는 아포크린 분비선이다.

이중 외분비선(外分泌腺)은 주로 염분이 들어있는 땀을 분비하고 아포크린 분비선은 모낭(毛囊)에서 분비해낸 지방산과 단백질, 아미노산 등이 함유돼 있는 땀을 분비한다.

특히 아포크린 분비선은 겨드랑이 밑이나 유방, 생식기관 일대이다. 이곳에서 분비해내는 지방산이 세균에 의해 분해가 되고 고약한 냄새가 나게 된다. 고약한 냄새가 심하면 암내가 된다.

이를 해결하려면 늘 씻고 소독하여 세균이 땀속에 지방산을 분해하지 못하도록 해야 한다. 이때 효과적인 방법이 하나로 녹차나 들깨잎의 즙으로 냄새가 나는 부위를 씻어주면 좋은 효과를 볼 수 있다.

한편 외분비선(外分泌腺)은 신체 내부에 있으며 피부에 수분을 공급하는 역할을 한다. 또 외부의 기온이 올라가거나 운동 등으로 체온이 올라가면 땀이 나게 되는데 이는 체온을 조절하는 작용이 있기 때문이다.

이러한 땀이 나게 되는 원천은 혈액이다. 그러므로 땀속에는 나트륨염을 비롯한 칼륨, 마그네슘, 인, 동, 철분 등의 염산과 유산, 포도당, 아미노산, 요소, 요산 등 각종 유기물이 함유돼 있다.

땀은 피부 표면층과 피지를 보호하므로 부족할 때는 화장수로 보충을 해주어야 한다. 특히 각종 식물과 열매에서 얻은 즙이 활성세포가 들어있고 생명이 살아있다. 이 즙이 바로 활체수이다. 이는 땀과 매우 흡사하므로 가장 이상적인 수분 보충방법이라 할 수 있다.

또 정서가 긴장되고 변화가 일어나면 땀이 나게 된다. 특히 손과 발바닥, 겨드랑이 밑이 가장 두드러지게 된다. 거짓말 탐지기가 바로 이 같은 원리를 이용하여 만들어낸 기기이기도 하다.

따라서 피부의 건강, 특히 얼굴의 피부 건강과 미용을 위하여 평소 정서적인 안정을 유지하고 긍정적이고 즐겁고 편안한 마음가짐을 유지하는 것은 아름다운 피부 미용을 위해서 절대적으로 필요한 사항이라 할 것이다.

08

느슨해진 피부를
탱탱하게 하려면?

피부가 탄력을 잃게 되면 곧 피부가 느슨해진 현상이 나타나게 된다.

피부 진피층(眞皮層) 속의 세포에는 콜라겐(Collagen), 에라스틴(Elastin) 등으로 구성된 지주(支株)가 있다. 이들 물질의 섬유가 감소되고 일부 섬유세포가 결합되어 딱딱해지면서 유연성을 상실하면 피부가 느슨해지게 된다. 피부가 느슨해지는 순서는 눈주위, 볼, 아래턱의 순서로 진행이 되며 대체로 완만한 진행을 보인다.

따라서 일단 피부가 느슨해지는 느낌이 있을 때는 각별한 주의를 기울여야 한다.

그 대책은 우선 피부의 신진대사를 높이는데 중점을 두어야 한다. 구체적인 방법으로는 적극적인 안마와 얼굴 근육의 운동을 행하는 것이 좋다.

특히 피부 탄력의 원동력은 진피층에 있다. 따라서 진피층에 충분한 수분을 공급해주는 것도 피부를 탱탱하게 하는데 효과적이다. 이때 화장수를 바르면 좋은데 특히 그 화장수는 들깨잎이나 어성초 등으로 만든 것이면 느슨해진 피부에 탁월한 효과를 거둘 수 있다. 이외에도 녹차나 우엉 등이 함유하고 있는 끈적거리는 액체 또한 피부의 탄력을 촉진시키는 데에 훌륭한 효과가 있다.

이러한 방법과 더불어 평소 충분한 수면을 취해주는 것도 피부를 탱탱하게 하는데 많은 도움이 된다.

피로와 수면 부족은 피부의 아름다움을 해치는 가장 큰 적이기 때문이다. 그래서 수면의 양이 충분해야 하는 것은 피부를 보호하는 데 있어 가장 중요한 요건이 된다.

한편 잠자리에 들 때는 반드시 화장을 말끔히 지워서 모공이 막히지 않도록 해야 한다.그래야만이 피부의 신진대사가 왕성해지고 피부의 피로를 말끔히 해소시켜 줄 수가 있기 때문이다.

이외에도 피부의 탄력을 유지하기 위해서는 음식 섭취에 유의해야 한다. 적당량의 피하지방은 피부를 지탱하는 기초가 된다. 그런데 만일 음식 섭취가 너무 적어서 영양의 불량상태가 되면 갑자기 야위게 되고 피하지방이 감소하는데 이 역시 피부를 느슨하게 하는 원인이 된다. 따라서 피부의 탄력을 유지하기 위해서는 평소 균형잡힌 영양섭취를 해주는 것이 중요하다.

09

주근깨 · 기미 · 검버섯을
예방하려면?

아름다운 피부는 탄력과 투명감이 있어야 한다. 일단 노화가 진행되면 피부가 느슨해지고 어두워지며 기미나 노인 반점 등이 나타나게 된다.

아름다움을 해치는 기미나 주근깨의 발생 원인은 매우 다양하므로 반드시 적절하게 대처해야 아름다움을 지킬 수가 있다. 그 방법을 소개하면 다음과 같다.

첫째 자외선이나 방사선을 피하고 멜라닌 색소를 생성시키는 장소를 피해야 한다.

과도하게 햇볕에 노출이 되면 피부가 검어지게 된다는 사실은 모두가 익히 아는 일이다. 물론 검게 탄 것이 어느 정도 시간이 지나면 다시 본래의 피부색으로 돌아오기는 한다.

예를 들어 어린이들은 1개월 가량이면 완전히 원래의 상태를 회복한다. 그러나 나이든 사람의 경우는 이와 다르다. 어린이처럼 빨리 회복이 되고 원래의 상태로 말끔히 돌아갈 수가 없다. 그만큼 피부의 신진대사 기능이 떨어져 있기 때문이다.

따라서 나이든 사람이 피부를 보호하기 위해서는 무조건 햇볕에 노출되는 것을 피하는 도리밖에 없다. 햇볕에 그을린 뒤 형성된 멜라닌 색소는 없어지지 않으며 결국에는 주근깨나 기미로 변하기 때문이다.

피부가 노화되고 쇠퇴하면 곧 노년기에 접어들었다는 표시가 되는데 이에 대한 대책은 바로 노화를 방지하는 것이다. 구체적인 방법은 신진대사를 촉진하고 항산화능력이 있는 식품을 섭취하면서 비타민 A, C, E 등을 보충해주어야 한다.

특히 항산화 능력이 있는 재료를 가지고 화장수로 만들어 쓰고 적극적으로 활체활성수를 이용하면 노화를 늦추는데 좋은 효과를 거둘 수 있을 것이다.

둘째 세안을 철저히 한다.

세안을 철저히 하지 못하면 때와 기름기가 모공을 막게 되고 과잉 분비된 피지가 피부 표면에 축적되는데 이렇게 되면 피부의 신진대사 작용이 쇠퇴한다. 또 피부 표면에 과도한 산화작용이 일어나면서 기미가 발생하고 노인성 반점이 생겨나게 하는 원인이 된다.

셋째 각질층을 제거해주다.

기미나 주근깨는 신진대사의 비정상으로 빚어질 수 있다. 이럴 경우 영양을 개선해주면 된다. 운동 부족으로도 기미나 주근깨가 생길 수 있는데 이때는 운동을 해주면 된다.

특히 피부에 각질층이 쌓여 기미나 주근깨가 생길 수도 있다.

이를 예방하기 위해서는 평소 올바른 세안법을 실행하면서 피부를 보호하고 각질층을 제거해 주어야 한다. 이때 효과적인 각질 제거 방법은 각종 살아있는 식물성 화장수나 활체활성수를 쓰도록 한다.

넷째 혈액순환을 원활히 한다.

얼굴색이 창백하면 이는 혈액순환이 불량하다는 증거이다. 이럴 경우 우선 피부를 자양하고 다스리는 것부터 시작한다. 그런 다음 신체의 모든 상황은 개선하도록 한다. 수면이 충분한가를 검토해야 하고 음식은 제대로 섭취하고 있는지, 또 초조 불안한 정서가 없는지도 점검해야 한다. 생활을 조절해야 할 때는 앞서 말한 명상법을 행하도록 한다.

다섯 째 충분한 수분을 보충해준다.

피부가 건조하고 잔주름이 나타나면 수분이 부족하고 결핍된 것이 그 원인일 수 있다 따라서 피부의 아름다움을 위해서는 평소 충분한 수분을 보충해 주는 것이 무엇보다 중요하다. 물이 미인을 만든다는 말은 결코 빈말이 아니다.

그렇다면 물은 얼마 만큼 먹어야 적당할까. 먼저 아침에 잠자리에서 일어나면 냉수를 큰 컵으로 한 컵 정도 마시도록 한다. 그 후로는 자주 물을 마셔 주어 신체에 수분이 충분하도록 한다. 보통 하루 7잔 정도의 물을 마셔주는 것이 효과적인 것으로 알려져 있다. 콜라나 설탕이 함유된 음식은 수분 보충에 도움이 되지 못한다. 가급적이면 마시지 않는 것이 좋다. 그러나 비타민이 함유된 음료라면 마셔도 괜찮다.

10

피부 노화를 완화시키려면?

불로장생은 인간이 실현할 수 없는 꿈이다. 사람은 어쩔 수 없이 모두가 늙어간다. 이것은 인체의 세포가 일정한 수명을 가지고 있기 때문이다.

지금까지의 연구결과에 의하면 사람이 만일 이상적인 조건 아래서 생활을 한다면 120세까지 살 수 있는 것으로 밝혀져 있다.

그러나 오늘날 인간의 평균수명은 120세에 이르지 못하고 있다. 학자들은 그 이유를 우리의 일상생활 속에서 찾을 수 있다고 주장한다. 우리가 일상생활 속에서 받는 각종 상해와 스트레스가 인간의 수명을 단축시키는 결과를 초래한다고 여기고 있기 때문이다.

그렇다면 수명의 길고 짧음과 노화현상은 언제부터 시작되는 것일까?

이것은 동물의 종류에 따라 각기 다르다. 일반적으로 동물의 수명은 몸체의 크기와 관계가 깊다. 쥐는 수명이 짧고 코끼리는 수명이 길다. 사람은 몸체가 큰 종류로 분류되므로 장수하는 동물에 속한다고 할 수 있다.

특히 수명과 노화는 인체의 세포와 연관이 깊다. 일반적으로 인체의 세포는 무한적으로 증식될 수 없는 것으로 알려져 있다. 여러 번에 걸친 분열이 있은 후에는 분열의 힘이 쇠약해지기 시작하는데 이것이 곧 노화의 원인이 된다는 것이다.

끝내 더 이상 증식이 안 되는 상황에 이르면 생명은 곧 종지부를 찍게 된다. 이것이 바로 죽음이고 또 노화다.

세포 증식의 횟수에 있어서도 수명이 긴 동물과 짧은 동물 사이에는 일정한 법칙이 존재한다. 즉 수명이 짧은 동물의 경우는 세포 증식의 횟수가 적고 수명이 긴 동물은 세포 증식의 횟수가 많은 것으로 드러났던 것이다.

이런 결과를 토대로 추정해 볼 때 사람의 수명은 120세까지 살수 있는 것으로 밝혀졌다. 그런데 왜 인간은 120세까지 살지 못할까?

지금까지의 연구 결과 사람의 수명을 단축시키는 원인은 여러 가지다. 자외선과 방사선 등 해로운 전자파의 영향을 무시할 수 없고 또 수돗물 속의 염소나 각종 식물 첨가물, 농약, 오염된 공기, 해로운 화학물질 등이 모두 세포를 손상시키는 것으로 밝혀져 있다. 다시 말해서 이들이 만들어낸 과잉된 활성산소가 우리의 몸을 파괴시키는 것으로 알려져 있다.

위와 같은 해로움이 세포로 하여금 생명을 지속할 수 없게 만들어버리므로 생명력이 소모되어 버린다는 말이다.

게다가 각종 질병이나 상해, 독성물질 등이 인체에 침입해 들어옴으로써 또다른 해를 가하고 있어 사람이 오래 살고자 해도 어려운 일이 되는 것이다.

따라서 사람이 오래 살고 노화를 완화시키기 위해서는 활성산소를 제거하는 것이 무엇보다 중요하다. 이때 항산화물질을 이용하면 잉여된 활성산소를 몰아낼 수 있다. 그 대표적인 것으로 비타민 A, 비타민 C, 비타민 E가 있다. 이들 비타민은 혈액 속의 요산(尿酸)으로 하여금 강력한 항산화작용을 일으키게 하는 기능을 가지고 있다.

앞서도 밝혔듯이 동물의 생명은 그들의 몸체와 정비례 한다. 사람의 몸체는 돼지, 말과 비슷하다. 그러나 사람의 생명은 돼지나 말보다 길다. 이것은 사람의 혈액 속에 함유돼 있는 항산화물질의 농도가 돼지나 말의 3배나 되기 때문이다. 단지, 이것만으로도 사람의 생명은 돼지나 말보다 길다.

따라서 노화를 억제하여 생명을 연장시키려면 항산화물질이 많이 들어있는 식품을 먹는 것이 좋다. 이는 각종 유해환경에 의해 생성되는 산화물질을 몰아내고 배제할 수가 있기 때문이다.

특히 항산화물질은 주근깨나 주름살, 노인성 반점 등의 예방, 개선에도 효과가 뛰어나다. 따라서 미용에 가장 큰 적인 이들 주근깨나 주름살, 노인성 반점의 생성을 억제하기 위해서는 항상 항산화물질이 풍부하게 함유돼 있는 식품을 섭취하는 것이 좋다.

이와 더불어 또 한가지 중요한 장수의 조건으로 반드시 주의해야 할 점은 좋은 물을 마시는 것이다. 앞서 말한 활체 활성수를 마셔주는 것이 좋다.

이상을 종합해 볼 때 노화를 예방하기 위해서는 좋은 물을 마시고 생활환경을 개선하며 항산화 물질이 들어있는 음식을 즐겨 먹어야 한다. 또한 일상생활 속에서의 각종 상해를 주의하고 자외선에 피부가 손상을 입지 않도록 햇볕에 너무 노출되지 않도록 해야 한다. 특히 술과 담배, 과로 또한 삼가는 것이 좋다. 이 모든 것을 제대로 지키고 행하면 보다 젊고 아름다운 얼굴로 100세까지 장수하는 것은 결코 어려운 일이 아니다.

11

사춘기의 고민
여드름이 문제일 때

여드름은 사춘기 젊은 남녀에게서 주로 발생하지만 나이가 든 연령층에서도 간혹 여드름이 나는 경우가 있다.

여드름은 대부분 피지(皮脂)가 너무 많아지면서 모공이 막혀 발생한다. 피하조직에서 피지가 계속 분비되는 가운데 잘 씻지 못하면 피지가 축적되는데 이때 더러움과 결합되면 여드름이 된다. 또 지성화장품이 모공을 막아버리게 되어도 여드름이 돋아나게 된다.

호르몬 역시 여드름 발생의 주요한 원인이다. 예를 들어 사춘기 전에 여드름이 나지 않는 것은 호르몬의 분비가 되지 않고 있는 시기이기 때문이다.

이러한 여드름의 종류에는 네 가지가 있다. 흰색 여드름과 검은색 여드름, 붉은색 여드름, 그리고 고름이 들어있는 여드름이 바로 그것이다.

이중 흰색 여드름은 피지가 모공을 막아버림으로써 돋아나게 된다. 검은색 여드름은 더러운 것이 섞여 있기 때문에 검은색을 띠게 된 것이다.

여드름이 돋아나는 가장 기본적인 원인은 피지의 과다분비 때문이다. 따라서 여드름을 치료하기 위해서는 피지를 제거해주는 것이 가장 중요하다. 이러한 피지를 제거하기 위해서는 하루에 적어도 세안을 3회 정도 하고 비누로 더러움을 깨끗이 씻어내도록 한다.

특히 세안을 할 때 녹차물로 세안을 하면 가장 효과적인 여드름 예방법과 치료법이 될 수 있다. 여드름이 벌개지고 고름이 들어있는 경우는 알로에 입에서 나오는 즙으로 여드름 부위를 문질러주면 치료 효과가 있다. 이외에도 어성초즙이나 들깨잎즙을 발라도 좋은 효과를 볼 수 있다.

여드름의 발생은 또한 정신적인 원인도 매우 중요하다. 근심, 걱정이 있고 초조해 하면 역시 여드름이 발생되기도 한다. 따라서 여드름 치료를 위해서는 항상 낙관적이고 긍정적인 마음가짐을 가져야 한다.

음식과 여드름의 발생도 연관성이 깊다. 여드름이 돋아날까 두려우면 기름진 음식을 피하고 섬유질이 풍부한 뿌리 채소나 녹황색 채소를 많이 먹어야 한다. 항산화식품을 많이 섭취하면서 음료수에 대해서도 특별히 조심을 한다.

여드름 치료에 도움을 주는 비타민으로는 A, C, E, B$_2$, B$_6$ 등 이 있는데 이들 비타민은 신진대사를 촉진시키는 작용이 있다.

변비도 여드름의 주요 원인이다. 변비 증세가 있는 사람은 섬유질이 풍부한 해조류나 양송이버섯, 우엉, 토란 등을 많이 먹어야 한다. 특히 정장작용(整腸作用)이 있는 요구르트 등의 유산균 음료를 많이 마시도록 한다.

반면 지방질이 많이 함유돼 있는 식품은 적게 먹거나 삼가는 것이 좋다. 즉 호두, 땅콩, 초코렛, 기름에 튀긴 식품, 당도가 높은 식품 등이다.

이외에도 자극성이 있는 식품도 역시 피지선을 자극하여 피지를 분비
하므로 역시 삼가는 것이 좋다. 즉 고추나 커피 등이 그러한 식품이다.

12

피부를 젊게 하는
비타민의 작용

비타민(Vitamin)의 'Vita' 가 가리키는 원뜻은 생명이다. 이러한 비타민은 동물과 식물에 의해 만들어진다.

그런데 애석하게도 사람의 체내에서는 비타민이 만들어지지 않는다. 그래서 사람들은 날마다 섭취하는 음식을 통해 인체에 필요한 비타민을 섭취한다. 이렇게 해서 사람의 생명은 유지된다.

그런데 만약 비타민이 결핍되면 신체의 상태와 기능이 비정상이 되고 심지어 각종 질병을 유발시킨다.

우리의 인체에 없어서는 안될 이러한 비타민은 19세기 말에 발견되었다. 그런 탓에 아직도 비타민은 많은 의문 속에서 하나씩 하나씩 그 베일이 벗겨지고 있는 실정이다. 비타민 A, B, C, D, E라고 한 것은 발견의 순서대로 명명한 것이다.

이러한 비타민은 크게 물에 녹는 것과 기름에 녹는 것으로 나누고 있다. 전자를 수용성 비타민이라 하고 후자를 지용성 비타민이라고 한다.

또 비타민의 효능과 비타민의 작용 인자로도 분류할 수 있다.

❶ 지용성(脂溶性) 비타민

• 비타민A : 세포의 분열과 성장에 관여하고 피부 보호와 망막성분(網膜成分)과 연관이 깊은 비타민이다. 주로 성장하고 있는 식물 속에 있는데 동물이 그 음식을 섭취하면 곧 동물의 지방 속에 축적되고 베타 카로틴에 의해 생성된다.

이러한 비타민 A가 풍부하게 함유돼 있는 식품으로는 당근과 토마토, 시금치, 동물간, 계란 노란자위, 우유 등을 들 수 있다. 주로 비타민 A_1, 비타민 A_2로 구분이 되고 있으며 결핍이 되면 시력에 영향을 주므로 야맹증에 걸린다. 그 뿐만이 아니라 피부가 쇠약해지고 탄력이 없게 되며 성장이 정체되는 등의 증상이 나타나게 된다.

그러나 너무 과다하게 섭취하는 것도 좋지 않다. 비타민 A를 과다하게 섭취하면 속이 메스껍고 구토가 나면 만성 식욕부진 증상이 나타난다. 체온이 약간 올라가고 탈모 등의 현상도 나타날 수 있다.

• 비타민D : 골격의 신진대사 작용과 연관이 깊다. 그중에서도 비타민 D_2, D_3이 가장 중요하다. 이 성분은 햇볕을 쬐일 때 피부에서 합성이 된다.

이러한 비타민 D가 풍부하게 함유되어 있는 식품으로는 표고버섯, 어간유(魚肝油), 계란노른자위 등이다.

한편 비타민 D가 결핍되면 곱추병, 골연화증, 뼈와 치아의 발육부전을 초래한다. 만약 너무 과다하면 구토, 복통, 다뇨(多尿), 과잉된 석회질의 침전 등을 유발하게 된다.

• 비타민E : 항산화물질과 세포내막(細胞內膜) 구조를 유지시키는 것과 연관이 깊다. 비타민 E는 또한 토코페롤이라고도 부른다. 환원력(還元力)으로 활성산호를 제거하여 신체의 활력과 정력을 강화시킨다. 이때 환원력의 강약 순서에 따라 α β χ δ로 나누어진다. 이중에서 알파 토코페롤의 환원력이 가장 강하다.

이러한 비타민 E는 쌀과 보리의 배아나 대두에 다량 함유돼 있다.

한편 비타민 E가 결핍되면 피부와 살결이 거칠어지고 불임증이나 근육이 위축되는 증상이 발생하므로 미용에 있어 필수적인 영양소라 할 수 있다.

• 비타민K : 혈액 응고를 촉진하고 칼슘과 단백질의 결합을 이루게 하는 작용과 연관이 깊다. 이러한 비타민 K는 토마토, 양배추, 녹 · 황채소에 많이 함유돼 있다. 특히 인체의 장내 세균이 비타민 K를 합성하기도 한다.

한편 비타민 K가 결핍되면 혈액의 응고가 잘 되지 않으며 간장에 장애를 일으키게 된다. 반대로 과잉되면 황달을 일으키게 된다.

❷ 수용성(水溶性) 비타민

• 비타민 B군 : 예전에는 비타민이 한 종류뿐이라고 알려졌었는데 근래에 이르러 이는 각기 다른 비타민이 한데 복합되어 있다는 사실을 알게 되면서 군(群)이라고 부르게 된 것이다.

한걸음 더 나아가서 비타민 B군은 비타민 B_1과 비타민 B_2의 복합체, 즉 비타민 B_2에서 비타민 B_{12}까지로 나누고 있다.

• 비타민 B_1 : 탄수화물의 산화 분해에 관여한다. 주로 곡물의 배아나

효모균, 간(肝) 등에 많이 함유돼 있다. 이러한 비타민 B_1이 결핍되면 무좀이나 신경염, 식욕부진, 소화물량 등의 증상이 유발된다.

• 비타민 B_2 : 산화 분해와 관련이 있는 영양소다. 주로 곡물의 눈이나 효모균, 우유 등에 많이 함유돼 있다.

이러한 비타민 B_2가 결핍되면 성장이 멈추고 입 주위와 입술, 혀 등의 부위에 염증이 발생한다. 또 지루성 피부염과 각막염이 발병되기도 한다.

• 니아신(Niacin) : 옥수수 반점 피부병으로 번역되는 니아신은 니코틴산이라고도 하는데 이것은 학명이다.

주로 곡물의 눈이나 효모균, 우유 등에 풍부하게 함유돼 있다. 이것이 결핍되면 펠라그라병에 걸리게 되고 햇볕에 노출되면 주근깨가 돋아난다. 또 표피(表皮)가 벗겨지고 가려우며 화끈한 증상이 나타나기도 한다.

• 엽산(葉酸) : 유산균의 증식을 촉진시키는 것과 관련이 깊은 영양소로 비타민 M이라고도 한다. 주로 곡물의 눈이나 효모균, 동물의 간(肝), 우유 등에 풍부하게 들어있다. 이러한 엽산이 결핍되면 거홍혈구성빈혈증(巨紅血球性貧血症)에 걸릴 수가 있다.

• 비타민 H : 지방산의 대사작용과 관련이 깊으며 이산화탄소를 활성화 시키는 작용을 한다.

주로 곡물의 눈이나 효모균, 우유 등에 많이 함유돼 있다. 이러한 비타민 H가 결핍되면 피부염이 발생되어 미용에 치명적인 해가 된다. 또 탈모증의 원인이 되기도 한다.

• 비타민 B_6 : 아미노산의 활성화와 연관이 깊고 미생물의 성장인자이다. 주로 곡물의 눈이나 효모균, 동물의 간(肝) 등에 풍부하게 함유돼 있다. 이러한 비타민 B_6가 결핍되면 피부염을 발생시키므로 피부 미용에 없

어서는 안될 중요한 비타민이다.

• 비타민 B12 : 항악성빈혈인자(抗惡性貧血因子), 미생물의 성장인자, 지방산의 대사와 연관이 깊으며 코발트를 하유하고 있는 비타민이다. 주로 곡물의 눈이나 효모균, 동물의 간(肝) 등에 풍부하게 함유돼 있다. 이러한 비타민 B_{12}가 결핍되면 악성 빈혈을 일으키게 된다.

• 비타민 C : 환원작용(還原作用), 항산화작용, 콜라겐의 합성과 관련이 깊다. 비타민 C는 또한 항괴혈산(抗壞血酸:ascorbic acid)이라고도 부른다. 주로 신선한 채소나 과일, 감자 등에 풍부하게 함유돼 있다.

이러한 비타민 C는 활성산호를 처리할 수 있기 때문에 매우 중요한 비타민이라 할 수 있다. 결핍되면 괴혈병에 걸리게 된다.

이상이 수용성 비타민의 종류들이다. 이들 수용성 비타민은 과다 섭취하면 소변을 따라 몸 밖으로 배출되는 특성을 가지고 있다.

❸ 기타의 비타민

• 비타민 F : 지방의 성분으로 식물성 기름의 일종인데 리놀산이라고도 한다. 이러한 비타민 F가 결핍되면 성장이 멈추게 되고 피부염이발생하면서 피부 미용에 큰 해를 미치게 된다.

• 유산아연(Lipoic acid) : 유산 아연은 Pyruvic acid의 산화작용과 연관이 깊다. 따라서 유산 아연이 결핍되면 세포의 Pyruvic acida 산화불량을 일으키게 된다.

• 이노지트(Inositol) : 이노지트는 인지질의 성분으로 동물의 간(肝)과 효모 속에 함유돼 있다. 이노지트가 결핍되면 지방간이 유발된다.

• 콜린(Choline) : 콜린은 인지질 성분으로 신경의 전도(傳導)와 연관이

깊다. 이러한 콜린은 주로 동물의 간(肝)과 효모 속에 많이 함유돼 있다. 콜린이 결핍되면 간경화와 지방간을 일으키게 된다.

• 카니틴(Carnitine) : 카니틴은 지방산이 막(膜)을 통과하는 것과 관련이 깊다. 카니틴은 주로 동물의 간(肝)과 효모에 풍부하게 함유돼 있으며 결핍되면 성장이 멈추게 된다.

• 비타민 B17 : 세포의 성장이나 암세포의 성질변화와 연관이 깊은데 amygdalic acid라고도 부른다. 이는 비파잎과 살구씨에 많이 함유돼 있으며 항암효과 가 있는 것으로 알려져 있다.

• PA PB : Para — aminobenzoic acid의 약자로서 엽산 성분이다. 효모 속에 함유돼 있으며 이것이 결핍되면 닭이 성장을 멈추고 쥐는 색소침착이 불량하게 된다.

• 비타민 P : 혈관벽의 저항력을 촉진시키는 작용과 관련이 깊고 비타민 C를 보조하는 효과가 있다. 특히 영양소는 바로 몇 종류의 후라보노(Flavone)의 혼합으로 이루어진 물질이다. 레몬즙이나 메밀 잎에 많이 함유돼 있으며 결핍되면 모세혈관의 침투성 과잉과 자색 반점병을 유발시키게 된다.

• 비타민 V : 비타민 V는 위궤양을 예방하는 것과 관련이 깊다. 주로 양배추나 파슬리, 상추, 우유, 계란 등에 많이 함유돼 있으며 결핍되면 위궤양을 유발시킨다.

2장

아름다운 피부, 자연식품으로 가꾸자

01

영양과 미용

❶ 단백질과 미용

단백질은 생명을 유지하는 중요한 물질이다. 우리의 인체 속에서 단백질의 섭취량이 부족하면 얼굴색이 빛을 잃게 되고 윤기 또한 없어진다. 주름살이 많아지고 노화가 빨리 찾아오게 한다.

따라서 매일 충분한 양의 단백질을 섭취하여 신체의 신진대사 기능을 정상적으로 유지시켜야 한다.

이러한 단백질의 함량이 풍부한 식품으로는 계란 종류, 육류, 우유, 누에번데기, 새우, 콩 등을 들 수 있다. 이밖에도 콩나물이나 감자, 편두(扁豆) 등에도 일정한 양의 단백질이 함유돼 있다.

그러나 식품들의 영양가치를 최대한 높이기 위해서는 반드시 과학적인 배합과 응용을 통해서 가능하다. 따라서 단백질의 섭취량이 많을수록 좋은 것은 결코 아니다. 왜냐하면 과도한 단백질의 섭취는 간장과 신장의 부담을 가중시키기 때문이다.

또한 단백질은 체내에서 대사를 거치면서 인산근이 발생하게 된다. 인산근은 산성물질로 피부에 대하여 자극작용이 있고 심지어 여드름이나 농포(膿疱)가 돋아나게 한다. 특히 피부에 노화가 빨리 찾아오게 한다.

그러므로 반드시 혼합된 식품으로 단백질의 이용률을 높여야 만이 단백질의 과다 섭취 또는 섭취 부족으로 발생되는 피부의 노화와 주름살을 예방할 수가 있다.

❷ 지방식품과 미용

일부 젊은 여성들 가운데 체내에 지방이 많으면 몸이 뚱뚱해지고 행동이 둔해진다고 여긴 나머지 지방질 식품의 정상적인 섭취를 억제하고 있다. 그 결과 신체 발육에 직접적으로 장애를 주면서 오히려 건강한 아름다움을 해치고 있다.

사람의 생명활동은 반드시 충분한 에너지로 전제를 한다. 에너지는 탄수화물과 단백질, 지방의 산화대사에서 영양물질이다. 뇌세포를 구성하는 중요한 물질이기 때문이다.

따라서 지방의 섭취량이 부족하게 되면 건강에 상당한 영향을 미치게 된다. 특히 아름다움을 유지할 수가 없다. 일부 연구에 의하면 지방질의 결핍은 성기관의 발육에도 영향을 미치는 것으로 알려져 있다.

그러므로 일상 식생활에서는 반드시 균형잡힌 식생활을 하는 것이 건강 뿐만 아니라 아름다움을 가꾸는 데도 절대적인 조건이 된다.

❸ 철분식품과 미용

철분이 결핍되면 미용에 두드러진 영향이 나타나게 된다. 사람의 인체에 철분이 부족하면 얼굴색이 창백하고 피부가 까칠하며 머리카락이 쉽게 빠지고 부러지며 손톱의 변형도 초래한다.

철분의 결핍 현상은 젊은 여성에게서 많이 나타난다. 왜냐하면 그들의 한창 성장발육 시기에 있으면서 또 월경에 의해 철분의 필요량이 많아지기 때문이다.

전문가의 연구에 의하면 정상적인 월경 기간의 피의 손실은 25~60㎖ 정도인데 평균 40㎖의 혈액 속에 20㎎의 철분이 함유돼 있는 것으로 밝혀졌다. 따라서 2회의 월경량이면 철분의 상실이 60㎎이 되는 셈이다.

그러므로 일반적인 음식만 섭취하면 대다수가 뚜렷한 철분 결핍 현상을 나타내게 된다. 심지어 결핍성 빈혈이 나타나기도 한다. 따라서 철분은 평소 그 섭취량에 각별한 주의를 기울여야 한다.

이러한 철분은 풍부하게 함유하고 있는 식품을 소개하면 다음과 같다. 검은 목이버섯, 미역, 참깨, 돼지 간, 소와 양의 콩팥, 대두, 검은 콩, 해파리, 두부, 미나리, 수박씨, 찹쌀, 갓, 호박씨, 누에콩 등이다.

일반적으로 종합적인 음식의 기초 위에서 자신의 필요에 따라 철분을 풍부하게 함유하고 있는 식품을 선택해서 섭취하면 된다.

❹ 식물성 기름과 미용

건강한 체질, 균형을 이루는 몸매, 불그스레 혈색이 감도는 흰 피부,

그리고 매끈하고 부드러운 살결은 매력적인 여성의 상징이다.

그러나 오늘날 우리가 일상생활 속에서 섭취하는 음식의 대부분은 동물성 지방 위주로 이루어지고 있다. 그 결과 많은 여성들은 각종 피부 트러블로 고민하고 있다. 주근깨나 여드름, 기미 등 그 종류도 다양하다.

그 원인은 과다하게 섭취된 동물성 지방이 사람의 체내에서 제대로 소화 흡수가 되지 않아 간장에 비교적 과중한 부담을 주기 때문이다.

일찍이 한의학에서는 간장이 피를 간직하고 소통과 배설을 주관한다고 보았다. 그런데 이러한 간장의 기능이 쇠약해지면 원활한 소통과 배설작용이 제대로 이루어지지 않게 되고 어(瘀)를 녹이며 해독하는 기능도 제 역할을 제대로 수행하지 못하게 된다.

이렇게 해서 적체된 어(瘀)가 오래 되면 화(火)로 변하게 되고 그 결과 발생한 화사가 위로 올라가서 안면을 교란하게 되는데 그 때문에 피부가 거칠어지고 기미가 생겨나며 여드름이 돋아나게 된다.

따라서 피부 미용을 위해서는 평소 동물성 지방 대신 식물성 기름을 즐겨 먹는 것이 좋다. 식물성 기름을 즐겨 먹으면 얼굴에서 광채가 나게 된다. 식물성 기름 속에는 여러 가지의 불포화지방산이 함유돼 있기 때문이다.

그중에서도 리놀산이 가장 피부를 아름답게 한다. 리놀산에 함유돼 있는 비타민 E는 노화를 완화하고 피부를 윤택하게 하는 기능을 가지고 있다. 이러한 리놀산은 각종 식물성 기름에 풍부하게 함유돼 있는데 그 종류를 소개하면 다음과 같다.

홍화씨 기름에는 72%나 되는 많은 양의 리놀산이 들어있고 해바라기씨 기름에 57%, 콩기름에 54%의 리놀산이 함유돼 있다. 이외에도 참기름,

낙화생기름, 면실유 등에 리놀산이 많이 함유돼 있다.

❺ 비타민과 미용

비타민은 인체의 정상적인 생리기능과 성장발육을 유지하고 물질의 대사에 중요한 작용을 한다. 특히 피부 미용과 노쇠 완화에 없어서는 안 될 영양소이다.

예를 들어 비타민 A가 결핍되면 피부가 거칠어지고 건조해지며 비늘이 떨어진다. 또한 여드름과 각막이 혼탁해지고 탈모 등의 증상도 나타나게 된다.

비타민 A가 풍부한 식품은 닭 간, 염소 간, 소간, 오리 간, 돼지 간, 계란, 오리알, 민물게, 장어, 논고동, 굴, 갈치, 우유 등이다. 그중에서 닭 간과 염소 간에 가장 많이 함유돼 있고 소 간은 돼지 간보다 더 많다. 특히 간(肝)은 비타민 A의 결핍을 보충시키는데 있어 가장 좋은 식품이라 할 수 있다.

비타민 B_1이 결핍되면 지루성 피부염, 습진, 신경염증이 유발되고 심지어 근육이 위축되면서 피부 미용에 심각한 영향을 미친다.

비타민 B_1의 함량이 비교적 높은 식품으로는 건효모, 땅콩, 완두콩, 좁쌀, 대두콩, 녹두, 팥, 옥수수, 현미, 염소 간, 소간, 계란 노란자위, 돼지 염통, 돼지 콩팥, 오리 간 등이다.

비타민 B_2가 결핍되면 입술과 혀에 부스럼이 생기고 안검염(眼瞼炎), 망막충혈, 지루성 피부염 등이 발생되어 미용에 직접적인 영향을 미치게 된다.

따라서 이러한 증상을 미연에 예방하기 위해서는 평소 비타민 B_2가 풍부하게 함유되어 있는 식품을 섭취해 주어야 한다.

그러한 식품으로는 염소 간, 송이버섯, 김, 소 간, 돼지 간, 염소 콩팥, 소 콩팥, 닭 콩팥, 장어, 민물게, 돼지 염통, 계란, 우유, 누에콩, 볶은 땅콩, 비름나물, 시금치, 부추, 냉이, 단배추 등을 들 수 있다.

비타민 C는 피부에 색소가 침착되는 것을 예방하며 아름다움을 유지하는 작용을 한다. 비타민 C가 많이 함유돼 있는 식품은 다음과 같다. 신선한 대추, 다래즙, 사과, 감귤, 석류, 감, 피망, 기름나물, 마늘 새순, 단배추, 유채, 부추, 토마토, 무 등이다.

비타민 B_6가 결핍되면 지루성 피부염이나 여드름, 딸기코 등이 쉽게 발생된다. 이러한 비타민 B_6를 풍부하게 함유하고 있는 식품을 소개하며 다음과 같다.

해바라기씨, 소 간, 닭 간, 닭고기, 쇠고기, 돼지고기, 황두, 현미, 호두, 바나나, 건포도 등이다.

비타민 E는 피부의 탄력을 증가시키고 노화를 완화하는 작용이 있어 사람으로 하여금 빛나는 청춘을 간직하도록 하는 영양소이다. 이러한 비타민 E를 풍부하게 함유하고 있는 식품은 다음과 같다. 콩기름, 보리 배아유, 참기름, 면실유, 옥수수 기름, 땅콩기름, 치즈, 버터, 계란류, 소 간, 푸른콩, 빵, 사과, 귤, 토마토 등이다.

이상과 같이 식품에 함유돼 있는 각종 비타민은 모두 아름다운 피부를 가꾸는데 없어서는 안되는 귀중한 영양소들이다.

따라서 평소 일상생활에서 여러 가지 식품을 통해 다양한 비타민을 적절히 섭취해야 만이 몸이 건강하고 피부 또한 아름다워진다.

❻ 맛과 미용

모든 식품에는 나름대로의 맛이 있다. 주로 신맛과 단맛, 짠맛, 매운맛, 쓴 맛으로 나누는데 이를 일러 오미(五味)라고 한다.

이렇듯 식품 하나하나가 지닌 독특한 맛은 피부 미용에도 중요한 영향을 미친다. 그 관계를 살펴보면 다음과 같다.

■ 신맛은 피부 미용에 도움을 준다.

시큼한 맛을 지닌 식품은 주로 피로 해소와 피부 미용에 많은 도움을 준다. 인체 속에 유산(乳酸)이 많아지면 근육에 시큰한 통증이 있고 피로를 느끼게 된다. 그런데 이때 시큼한 맛을 가진 식품을 복용하면 체내의 유산 생성을 억제하고 피로를 해소시키며 피부를 부드럽고 탄력있게 하는 작용을 한다. 또 주름살의 생성을 막아주고 기미나 검버섯, 주근깨의 개선에도 큰 효과가 있다.

이러한 신맛을 지닌 미용 식품에는 식초와 산사, 오매, 레몬즙, 요구르트, 토마토 등을 들 수 있다.

• 식초 : 식초는 피로 회복과 피부 미용에 좋은 식품이다. 여름철에 식초를 설탕과 함께 맹물에 넣어 섞은 뒤 마시면 더위를 식히고 정신이 나게 하며 피부를 부드럽고 탄력있게 한다. 또 고혈압과 동맥경화도 예방하며 입맛이 없을 때 식초를 넣은 반찬을 먹으면 식욕을 돋운다.

• 산사 : 산사 500g에 물 1500g을 부어 푹 끓인 뒤 식으면 손으로 산사를 비빈 다음 망사로 그 즙을 걸러낸다. 걸러낸 즙에 벌꿀 또는 설탕을 조금 넣어서 마시면 피부 미용에 큰 효과가 있다. 주름살이나 기미 등을

제거하고 위장을 건강하게 하며 소화작용을 촉진하기 때문이다.

　• 오매, 레몬즙, 요구르트, 토마토 : 이들 신맛을 지닌 식품은 일련의 생화학 과정을 거치면서 체내의 유산을 감소시킨다. 그 결과 인체 내 피로 회복속도를 빠르게 하여 피부에 발산되는 유해물질을 제거하므로 주름살이나 기미, 주근깨, 검버섯 등의 생성을 예방하고 제거하게 된다.

　그러므로 이들 신맛을 지닌 식품을 개인의 기호에 따라 적절하게 섭취하면 미용에 놀라운 효과를 거두고 항상 젊은 피부를 간직하게 될 것이다.

　■ 산성과 알카리 식품은 적절히 배합해야 한다.

　식품에는 산성이 있고 알카리성이 있다. 사람이 매일 먹고 있는 음식 중에도 산성과 알라키성을 적절히 배합해야 건강도, 피부 미용에도 도움이 된다.

　대표적인 산성식품으로는 쌀, 밀가루, 땅콩, 설탕, 닭고기, 오리고기, 생선, 육류, 계란 등을 들 수 있다.

　알카리성 식품으로는 채소, 과일, 콩 종류, 우유, 계란 흰자위, 미역 등 해조류를 들 수 있다.

　만약 산성식품을 대량으로 섭취하고 알카리 식품이 결핍되면 사람을 초조하게 하고 변비나 불면증, 현기증, 무기력증, 심한 피로를 느끼게 되고 얼굴에는 여드름이나 주근깨, 기미 등이 생겨나게 된다.

　그러므로 특히 여성들은 평소 음식의 조절에 각별한 주의를 기울여야 한다. 다양한 식품을 섭취해야 하고 또 산성과 알카리성의 조화와 균형을 이루도록 해야만이 건강과 피부 미용에 유익한 영향을 미치게 된다.

• **신맛 식품** : 앞서도 말했듯이 신맛은 인체의 신진대사를 강화하고 피로를 해소하게 한다. 또한 피부를 탄력있고 부드럽게 하며 미용에 좋은 효과가 있다.

그러나 과도하게 먹으면 좋지 않다. 소화기능이 문란해지고 심지어 위산과다 현상과 피부에도 나쁜 영향을 미칠 수 있기 때문이다.

• **단맛 식품** : 칼로리를 보충한다. 기혈(氣血)을 보하고 유익하게 하며 근육의 긴장과 대뇌의 피로를 해소하고 해독하는 기능이 있다.

그러나 과다 섭취하면 콜레스테롤을 증가시켜 몸이 불어나게 되며 체내의 혈당수치를 올라가게 하여 당뇨병을 일으키기도 한다. 또 미용에도 좋지 않은 영향을 초래한다.

• **매운 식품** : 식욕을 증진하며 추위를 막아주는 작용을 한다. 매운 음식은 또 체내의 냉증(冷症)을 해소시키기도 한다.

그러나 인후염이나 치질, 변비 등 대소변이 비결(秘訣)된 사람에게는 유익하지 못하다.

이러한 매운 맛이 미용에 미치는 영향은 기혈을 유익하게 한다는데 있다. 매운 맛에는 발생하는 열로 인하여 혈액순환이 촉진되기 때문이다. 그 결과 얼굴색이 좋아지고 피부에 탄력이 생기며 윤기가 나타나게 된다. 특히 얼굴 근육의 긴장을 해소하므로 주름살도 예방하고 감소시킬 수 있다.

• **짠맛 식품** : 짠맛식품은 사람들의 생활 속에서 결코 없어서는 안될 식품이다. 짠맛은 인체의 체액(體液)이 그 균형을 이루게 한다. 또 짠 것은 가려움증을 멎게 하고 부종을 해소하며 해독작용도 있다. 특히 적절

한 염분은 미용에도 좋은 영향을 미친다.

따라서 염분은 반드시 적절하게 섭취하여 피부 미용에 유익함을 주어야 한다.

그러나 신장염이나 부종, 고혈압, 천식, 소갈병 등의 증상이 있을 때는 반드시 금기해야 한다.

❼식품과 미용

〈황제내경(皇帝內徑)〉에 의하면 오곡(五穀)으로 영양섭취를 하고 오과(五果)로 도움을 받으며 오축(五畜)으로 신체를 유익하게 하고 오채(五菜)로 채워야 한다고 적혀있다. 이것은 바로 건강 장수 하려면 반드시 곡물, 동물, 과일, 채소 등이 식품을 적절하게 섭취하여야 한다는 점을 밝히고 있는 것이다. 그렇지 못하면 건강에 이상신호가 나타난다. 일례로 신맛 음식을 과다 섭치하면 근육에 주름이 지고 입술이 마르게 된다.

또 짠 음식을 과다하게 섭취하면 혈액이 걸쭉해지고 얼굴에 광택이 없어지게 된다.

한편 매운 음식을 많이 섭취했을 때는 근육에 경련이 일어나고 손톱이 마른다. 또 쓴맛 음식을 과다 섭취하면 피부가 거칠어지고 탈모현상이 일어나게 된다. 특히 단맛 음식을 과다 섭취하면 골격이 아프고 머리가 빠진다.

〈황제내경(皇帝內徑)〉에는 오색(五色)이 오장(五臟)에 미치는 영향에 대해 다음과 같이 밝히고 있다.

예를 들어 녹색식품은 간장을 보호하고 기미 등이 생기지 않게 한다.

붉은색 식품은 심장을 보호하며 혈액순환을 원활하게 하여 얼굴에 혈색이 돌게 하고 윤기가 있게하며 탄력이 생기게 함으로써 주름살을 예방하고 제거한다.

또 황색식품은 비장을 보호하여 주근깨나 기미, 주름살을 없애준다. 흰색 식품은 신장을 보호하고 피부를 윤택하게 하며 부드럽게 하면서 주름살을 없애준다.

한편 검은색 식품은 신장을 보호하고 얼굴의 주름살이나 검버섯, 기미를 제거하며 피부에 탄력과 윤기를 더해준다.

이렇듯 식품마다 그 작용이 다르므로 모든 식품을 적절히 섭취해야 미용과 건강에 유익한 작용을 한다.

❽ 채소 · 과일즙과 미용

건강과 미용은 사실 결코 떨어질 수 없는 불가분의 관계를 맺고 있다. 왜냐하면 아름다움의 전제 조건이 바로 건강이기 때문이다. 만약 영양 섭취가 균형을 이루고 수면이 충분하면 정신이 유쾌해지고 눈에 정기가 서려 있으며 피부가 매끈하면서 자연히 아름다워지게 된다.

따라서 아름다움을 간직하고 유지하려면 반드시 일상적인 식생활에서 적절한 조절을 해주어야 한다. 특히 채식과 육식을 적절히 조화시켜야 한다. 만약 생선, 육류, 계란 등을 즐겨 먹고 많이 먹으면 산성식품의 과잉을 초래하여 영양의 불균형 상태를 초래하게 된다.

이럴 때 과즙이나 채소즙을 즐겨 마시면 혈액을 건강한 약알카리로 변화시켜 준다. 이와 더불어 비타민과 광물질을 보충하여 인체에 필요한 필수 영양분을 공급해주면 건광과 미용의 효과를 거두게 된다.

그럼, 일반 가정에서 손쉽게 만들어 마실 수 있는 과즙이나 채소즙 몇 가지를 소개한다. 평소 일상생활 속에서 꾸준히 활용한다면 피부 미용에 좋은 효과를 얻을 수 있을 것이다. 특히 여기에 소개하는 과즙이나 채소즙은 그대로 마셔도 되지만 맛사지나 미용팩으로 함께 응용하면 그 효과를 더욱더 배가시킬 수 있다.

♣ 미나리 우유즙

• 재료 : 미나리 250g, 우유 2컵(2인분)

• 만드는 법 : 미나리를 깨끗이 씻어서 끓는 물에 살짝 데쳐낸다. 물기를 뺀 다음 믹서기에 넣고 갈아서 그 즙을 짜낸다.

한편 우유는 한 번 끓인다. 여기에 미나리즙을 섞어서 매일 밤 한 컵씩 복용한다.

해 설 미나리 우유즙은 갱년기 여성에게 적합하다. 자주 복용하면 정신이 맑아지고 얼굴색이 밝아지며 피부에 윤기가 흐르고 탄력이 생기게 된다.

특히 이 미나리 우유즙에 계란 흰자위를 섞으면 훌륭한 팩 재료가 된다.

♣ 토마토 피망즙

• 재료 : 토마토 500g, 피망 500g, 벌꿀 50g

• 만드는 법 : 토마토는 토막으로 썰고 피망은 씨를 뺀 다음 토막으로 썰어 놓는다. 토마토가 부드러워 피망보다 잘 갈아지기 때문에 각

각 따로 나누어 믹서기에 간다. 그런 다음 그 즙을 걸러낸 뒤 한데 섞는다. 여기에 벌꿀을 섞어서 수시로 마시면 된다.

해 설 이 즙은 영양이 뛰어나서 미용에 훌륭한 식품이다. 피부의 노화방지와 주름살을 예방하고 미백효과가 있다. 특히 이 즙에 계란을 혼합하면 뛰어난 미용 팩이나 얼굴 맛사지용이 된다.

♣ 당근 계란즙

- **재료** : 당근 500g, 계란 2개, 벌꿀 약간, 참기름 1/2스푼.
- **만드는 법** : 당근은 깨끗이 씻은 다음 토막으로 썬다. 그런 다음 믹서기에 넣고 물을 약간 부은 뒤 갈아서 그 즙을 걸러낸다. 계란은 그릇에 깨어넣고 잘 저은 뒤 끓는 물을 부어 익힌다. 계란 익힌 것에 당근즙, 참기름, 벌꿀을 넣은 다음 저어서 마신다.

해 설 이 즙에 참기름을 첨가한 목적은 카로틴의 흡수를 잘 되게 하기 위한 것이다. 그리고 참기름에는 비타민 E가 풍부하게 함유돼 있어 역시 미용에 좋은 식품이다. 따라서 이 음료를 즐겨 마시면 미용에 놀라운 효과가 나타난다. 특히 팩과 맛사지로 함께 쓰면 그 효과는 훨씬 더 배가 된다.

♣ 계란 우유 무즙

- **재료** : 계란 1개, 우유 한 컵, 흰무 500g
- **만드는 법** : 무는 껍질을 벗기고 토막으로 썰어서 물을 약간 붓고 믹서기에 갈아 그 즙을 걸러낸다. 우유를 끓인 다음 여기에 계란을 깨어 넣은 뒤 빠르게 저어서 무즙을 섞어서 복용한다.

해 설 이 음료를 즐겨 마시면 피로가 가시고 체력이 강화된다. 일주일간 마시면 정력이 왕성해지고 계속 마시면 얼굴색이 불그스레 혈색이 돈다. 피부는 희고 부드러우며 탄력이 있게 되면서 주름살이 없어지고 또 예방해주는 효과가 있다.

한편 이 처방을 팩으로 응용할 경우 우유는 끓이지 않아도 되며 계란은 흰자위만 쓰되 익히지 않는 것이 좋다. 또 벌꿀도 적당히 넣으면 훌륭한 팩이 된다.

♧ 포도즙

포도는 영양이 풍부하여 훌륭한 자양강장과 미용작용을 가지고 있다.

• 만드는 법 : 포도는 믹서기에 갈아 그 즙을 걸러낸 뒤 벌꿀을 약간 넣고 마신다. 또 계란 흰자위나 벌꿀과 개어서 맛사지를 하면 효과가 더욱 좋아진다.

♧ 귤즙

귤은 비타민 A, C의 함량이 매우 풍부한 과일이다. 또 구연산과 당분 등도 들어있다. 그중에서도 귤 껍질에는 비타민 A과 C의 함량이 가장 높다. 또 비타민 P가 들어 있는데 비타민 P는 고혈압을 치료한다.

• 만드는 법 : 귤 껍질을 잘 씻은 다음 잘게 썰어서 믹서기에 넣고 간다. 그런 다음 그 즙을 걸러놓는다. 귤 껍질을 갈 때는 물을 약간 붓는다. 귤살도 믹서기에서 간 뒤 그대로 껍질즙과 혼합하고 여기에 벌꿀을 약간 넣어 복용한다.

이 즙에 계란 흰자위를 섞어서 얼굴에 맛사지를 하면 좋은 효과를 볼 수 있다. 이 귤즙은 또한 기(氣)를 다스리고 기침을 멎게 하며 미용에 좋은 효과가 있다.

♣ 사과즙

사과에는 비타민 A, B, C, 사과산, 타닌산 등 다양한 영양소가 함유돼 있다. 그 중에서도 사과산은 피로를 해소하는 효능이 있다. 이러한 사과는 또한 위장을 보호하는 기능도 함께 가지고 있다.

- 만드는 법 : 사과 적당량을 선별하여 그 껍질과 씨앗을 제거한다. 그런 다음 믹서기에 넣고 물을 약간 부은 뒤 갈아서 그 즙을 걸러낸다. 이렇게 만든 사과즙에 벌꿀을 약간 섞어서 마시면 된다.

해 설 사과즙에 벌꿀이나 계란 흰자위를 섞어서 맛사지 또는 팩을 하면 주름살을 개선하고 예방할 뿐만 아니라 피부를 희고 고우며 탄력이 넘치게 하는 효과가 있다.

♣ 딸기즙

딸기의 영양 가치는 널리 알려져 있다. 특히 딸기는 미용에 탁월한 효과를 지닌 과일이다.

- 만드는 법 : 딸기를 믹서기에 넣고 생수를 약간 넣은 뒤 갈아서 그 즙을 걸러내거나 그대로 응용해도 된다. 여기에 벌꿀을 섞어 마시면 된다. 또 딸기즙을 요구르트에 섞어서 마시거나 계란 흰자위와 개어서 얼굴에 맛사지를 하면 훌륭한 미용효과가 있다.

잔주름, 기미 등을 제거하고 예방하며 얼굴을 희고 아름답게 한다. 피부에 탄력이 넘치게 하여 나이가 들어도 젊고 아름다운 피부를 유지시킬 수 있게 해주기 때문이다.

♣ 오이즙

오이는 피부 미용에 있어 최고의 식품이라 할 수 있다. 예로부터 다양하게 활용돼 왔는데 그 즙 또한 피부를 곱고 아름답게 하는데 특별한 효능을 발휘한다.

- 만드는 법 : 오이를 토막으로 썰어서 믹서기에 넣고 간다. 이때 생수를 약간 붓는 것이 좋다. 걸러낸 오이즙에 벌꿀을 섞어서 마신다. 또 오이즙에 계란 흰자위와 벌꿀을 섞어서 팩과 맛사지 재료로 만들어 맛사지를 하거나 팩을 하면 가장 이상적인 피부 미백효과를 거둘 수 있다.

해 설 　오이의 유효성분은 피부를 청결하게 하고 항균작용을 한다. 따라서 복용하거나 바르면 피부에 적절한 자양을 주며 또 주름살을 펴주게 되는데 그 효과가 빠르고 믿을 수가 있다.

이밖에도 오이에 함유돼 있는 섬유질은 대장을 활성화 시켜 체내 노폐물의 배설을 가속화 시키므로 변비에 좋은 식품이기도 하다. 특히 고지혈증 환자가 오이를 먹게 되면 혈액 속의 콜레스테롤을 감소시키는 작용도 한다.

피부를 아름답게 하는
자연식품 23가지

피부는 대체로 세 가지로 나눌 수 가 있다. 건성피부, 중성피부, 지성피부가 바로 그것이다. 좀더 세분화 한다면 쉽게 붉어지는 피부와 멜라닌이 쉽게 침전이 되는 피부로도 세분할 수 있다.

이렇듯 다양한 피부의 특징에 따라 효과적인 식품 선택법을 활용한다면 아름다움을 가꾸는데 일조를 할 수 있을 것이다.

그럼, 피부의 특성에 따른 식품 활용법을 소개하면 다음과 같다.

• 건성피부일 경우 : 피부를 자양하고 윤택시키는 식품을 선택해서 먹어야 한다. 즉 당근이나 돼지고기, 돼지족, 참깨, 그리고 기타 교질(膠質)을 풍부하게 지니고 있는 식품을 주로 먹도록 한다.

• 지성피부일 때 : 단백질을 많이 함유하고 있는 식품을 많이 먹는 것

이 좋다. 즉 황두나 누에콩, 잉어, 새우, 닭고기, 오이, 가지, 밤 등이 좋다. 그런 반면 단 음식이나 유지방이 높은 식품은 적게 먹는 것이 좋다. 육류와 버터 등이 그런 식품이다.

• 중성피부일 때 : 수분을 많이 함유한 식품을 적절히, 그리고 다량 섭취하는 것이 좋다. 즉 우유나 과일 등이다. 반면 소금을 너무 많이 섭취해서는 안된다.

• 피부가 쉽게 붉어지는 경우 : 마늘이나 부추, 술 등은 삼가거나 적게 먹는 것이 좋다.

• 멜라닌 색소가 쉽게 침착되는 경우 : 비타민 A와 비타민 C를 풍부하게 함유하고 있는 식품을 많이 먹는 것이 좋다. 즉 당근이나 사과, 감귤, 그리고 각종 채소나 비타민 등이다.

이상과 같은 지식을 바탕으로 피부 증상에 따른 다양한 피부미용 식이요법을 활용할 수 있다. 먼저 피부를 아름답게 하는 자연식품 미용법을 소개하면 다음과 같다.

❶ 얼굴색을 곱게 하는 흑미 미용법

흑향미는 흑미(黑米)라고도 한다. 우리나라에서도 최근에 이르러 생산되고 있는 검은 쌀을 말한다.

이러한 흑미는 전분, 단백질, 지방, 칼슘, 인, 철분 등이 풍부하게 함유돼 있다. 그 뿐만이 아니다. 비타민 B_1, B_2도 많이 함유돼 있다.

따라서 흑미를 자주 먹으면 신체에 자양강장 작용을 하고 얼굴색을 곱게 하며 피부를 부드럽게 한다.

이러한 흑미는 일반 쌀밥에 약간씩 첨가하거나 흑미만으로 별식을 만들어 미용식으로 삼으면 된다.

❷ 혈색을 아름답게 하는 당귀죽

- **처방** : 당귀 10g, 황기 5g, 천궁 3g, 홍화 2g, 멥쌀 100g.
- **만드는 법** : 이상의 약재 4가지를 천주머니에 함께 넣은 뒤 쌀과 함께 솥에 넣고 죽으로 끓인다. 이를 매일밤 한 번씩 먹으며 약주머니는 3회까지 사용할 수 있다. 특히 이 처방은 장기간 복용해도 부작용이 전혀 없다.
- **효능** : 이 약죽은 얼굴을 아름답게 하고 보혈(補血)한다. 특히 얼굴에 난 검버섯과 여드름을 없애주는 효능이 뛰어나다.

해설 당귀죽은 멥쌀을 위주로 한다. 여기에 감온(甘溫) 성질로 보혈(補血), 양혈(養血)하며 어(瘀)를 녹이는 당귀의 효능과 활혈하고 어(瘀)를 녹이는 홍화의 약효를 이용한 약죽이다. 또한 기(氣)를 보하는 황기와 혈기(血氣)를 매운 성질로 흐트러뜨리고 따뜻하게 소통시키는 천궁이 배합돼 피부 미용에 좋은 효과를 발휘하는 미용약죽이라 할 수 있다.

❸ 탱탱한 피부 만드는 대추 호두 미용산

- 재료 : 대추 · 호두 각각 200g, 참깨 150g, 아교 250g, 청주 700g, 흑설탕 250g

- 만드는 법 : 아교는 청주에 10일 정도 담궈 두었다가 건져내어 설탕과 함께 찜솥에 넣어 완전히 녹도록 찐다. 다 찌면 녹아버린 아교와 설탕물을 굳어지게 한다.

  한편 대추는 씨를 제거한 뒤 잘게 썰어놓고 참깨는 볶아내며 호두는 잘게 썰어서 한데 섞은 뒤 병에 담아둔다.

- 복용법 : 매일 아침 아교 설탕 굳은 것 1~2순갈과 대추, 참깨, 호두를 함께 섞은 것을 1~2 순갈 떠내어 한데 섞은 뒤 여기에 끓는 물을 부은 다음 잘 저어서 녹인 뒤 복용한다.

해설 대추는 100g당 비타민 C가 540mg 함유돼 있다. 비타민 C는 피부 미세혈관의 침투성고 인체내 효소의 활성화를 증가시켜서 피부의 노쇠를 완화시키는 효능이 뛰어나다.

한편 호두는 이상적인 자양식품으로 역시 건뇌(建腦)와 보뇌(補腦)의 식품이다. 또한 호두와 참깨에는 비타민 E가 풍부하게 함유돼 있는데 이 비타민은 산화과정을 막거나 감소시키는 작용이 있어 단백질과 지방의 대사를 개선시키고 자외선이 피부에 입히는 손상을 막아준다.

특히 처방 속의 아교는 보혈(補血)하고 피부를 자양하며 탄력을 증강시킨다. 청주는 경락을 소통하고 활혈작용이 강하며 흑설탕은 조(燥)를 윤택하게 한다.

따라서 이 처방에 쓴 재료는 모두 미용에 뛰어난 효과를 지닌 약재들로 이 미용 약선을 자주 먹으면 기혈(氣血)을 보(補)하고 얼굴색을 윤기나게 하는 작용을 한다.

❹ 미용작용이 뛰어난 **밤**

• **재료** : 용안육 · 의이인 · 검실 · 백합 · 연자 · 각각 10g, 대추 10g, 밤
  500g

• **만드는 법** : 껍질은 심을 뺀 연자, 의이인, 검실, 백합은 볶은 뒤 익힌
  다. 밤은 잘게 썰어서 볶아 익힌다. 용안육과 대추는 다져 놓는다.
  이상의 재료를 골구루 섞어서 냉장고에 보관한다.

• **복용법** : 아침과 저녁에 각각 25g씩을 덜어내 그릇에 담고 여기에
  끓는 물을 부어서 잘 저은 뒤 복용한다.

• **효능** : 이 처방은 자양강장 효과가 강하며 몸을 튼튼하게 하고 미용
  에 훌륭한 작용이 있다.

  해설   이 처방은 밤(栗)을 위주로 하고 있는 미용약선이다. 예로부
터 밤은 영양이 풍부하고 자양의 효과가 뛰어난 대표적인 식품으로 알려
져 있다. 또 밤에 함유돼 있는 카로틴의 함유량은 땅콩의 4배이고 비타민
C의 함량 역시 땅콩의 18배에 달하는 것으로 밝혀져 있다.

  한의학에서는 밤이 위장을 자양하고 비장을 튼튼하게 하며 신장을 보
하는 기능이 있어 여러 가지 재료와 배합을 이루면 피부 미용에 뛰어난
효과가 있는 식품으로 분류하고 있다.

❺ 피부를 아름답게 하는 **의이인 닭고기 미용 찌개**

• **재료** : 의이인 30g, 닭살코기 300g, 늙은 호박 500g, 표고버섯 10g.

• **만드는 법** : 의이인은 잘 씻어서 물에 하룻밤을 담궈둔 다음 솥에 넣

고 푹 퍼지게 끓인다. 닭고기는 썰어서 냄비에 넣고 파, 생강 등 갖은 양념을 한 다음 끓인다. 여기에 의이인 끓인 물을 부어 넣는다. 닭고기가 거의 익을 무렵 호박을 넣는다. 완전히 읽힌 뒤 양념을 해서 먹으면 된다.

해설 이 미용식을 자주 먹으면 폐(肺)를 윤택하게 하고 비장을 튼튼하게 하며 혈기(血氣)를 도우고 피부를 곱게 한다.

그것은 이 처방 속의 의이인 약효 때문이다. 의이인은 비장을 튼튼하게 하고 폐(肺)를 보하며 수(水)를 도우고 습(濕)을 제거하는 효능을 가지고 있다. 그 뿐만이 아니다. 가래를 삭히고 암을 예방하는 작용도 있다. 이러한 의이인은 식품이면서도 약재로도 많이 쓰이는 대표적인 한약재이다.

특히 의이인에 미용 효과가 좋은 늙은 호박, 몸을 보하는 닭고기를 배합함으로써 이 미용 약선은 몸을 건강하게 하고 미용의 효과 또한 뛰어난 약선이라 할 수 있다.

❻ 늙지 않게 하는 참깨

참깨의 효능에 대한 옛 사람들의 평가는 매우 높다. 옛 한의서인 〈일화자본초(日華子本草)〉와 〈본초구진(本草求眞)〉에는 참깨의 효능에 대해 다음과 같이 기록돼 있다.

"참깨의 약효는 매우 다양하다. 참깨는 중초(中焦)의 손상을 치료하고 오장육부를 보(補)하며 기력을 도운다. 또한 근육을 자라게 하고 뇌수(腦髓)를 보충한다."고 했다.

이러한 약효는 현대 약리학 연구에서도 증명되고 있다. 그동안의 연구 결과에 의하면 참깨에는 단백질, 지방, 칼슘, 인, 철분, 비타민A, D, E와 불포화지방산 등이 풍부하게 함유돼 있는 것으로 밝혀졌기 때문이다. 특히 철분의 함량은 모든 식품 가운데에서도 탁월한 것으로 드러났다.

따라서 참깨는 정수(精髓)를 보충하고 보혈(補血), 양혈(養血)의 효능이 뛰어나 피부에 풍부한 영향을 공급하므로 얼굴을 아름다워지게 하는 것이다.

특히 참깨에 함유돼 있는 비타민 E는 항산화와 항노쇠 작용이 있어 근육 위축이나 피부 종양을 개선하고 검버섯이나 주근깨, 노인성 반점 등의 발생을 억제하는 작용이 있다.

그러므로 평소 참깨를 꾸준히 복용하면 젊어지고 불로장생 한다는 말이 있기도 하다. 이러한 참깨를 일상생활 속에서 활용하는 방법을 소개하면 다음과 같다.

참깨를 복용하는 법

① 검은 깨를 더운물로 씻어낸 다음 솥에 넣고 찐 뒤 꺼내어 말린다. 이렇게 여러 번 반복한 뒤 바짝 말려서 가루로 만든다. 이를 매일 아침 10~20g을 더운물로 공복에 복용한다.

② 검은 깨 200g, 벌꿀 50g을 준비한다. 깨는 깨끗이 씻어서 말린 뒤 벌꿀과 함께 그릇에 담아 솥에서 10분간 쪄서 매일 아침과 저녁 공복에 복용한다. 이것을 늘 먹으면 얼굴이 늙지 않고 변함없는 젊음을 유지하며 피부에 탄력이 있고 윤택하게 한다. 특히 기미나 주근깨, 주름살을 예방하고 치료한다.

❼ 보기(補氣)와 미용 효과가 큰 산약

산약(山藥)은 약식동원(藥食同源)의 식품이면서 약재이다. 이 시진은 산약의 약효에 대해 다음과 같이 밝히고 있다.

"산약은 약재로 쓰이며 야생의 것이 좋고 식품으로는 밭에 심은 것은 좋다. 효능은 허약을 보(補)하고 한열(寒熱)과 사기(邪氣)를 제거한다. 중초(中焦)를 보(補)하며 기력을 도우고 근육을 생성하며 양기(陽氣)를 강장한다.

따라서 산약을 오랫동안 복용하면 눈과 귀가 밝아지고 몸이 가벼워지며 허기가지지 않고 장수를 누리게 된다. 특히 신기(腎氣)를 도우고 비장과 위장을 튼튼하게 하며 설사나 이질을 멎게 하기도 한다. 가래를 삭히고 살갗을 윤택하게 한다."고 했다.

이러한 산약을 일상생활 속에서 활용하는 방법을 소개하면 다음과 같다.

산약의 활용법

① 산약 50g, 멥쌀 100g으로 죽을 끓여 자주 먹으면 피부가 고와지고 윤택하게 되며 불로장수를 누리게 된다.

② 산약 50g과 대추 7~10개, 멥쌀 50g으로 죽을 끓여 먹는다. 이 죽을 즐겨 먹으면 빈혈이 개선되고 얼굴에 광택이 나며 피부에 탄력이 있고 아름다워지게 된다.

❽ 얼굴을 아름답게 하는 생강 대추

- 처방 : 생강 500g, 대추 250g, 회향 200g, 감초 150g, 고운소금 100g, 정향·침향 각각 25g
- 만드는 법 : 이상의 약재를 고운 분말로 만들어 한데 섞은 뒤 병에 담아둔다. 매일 아침 식사하기 전에 더운물로 5g을 복용한다.
- 효능 : 얼굴을 곱고 윤택하게 하며 늙지 않게 한다.

해 설   이 처방에 사용된 약재 가운데 감초와 침향을 제외하고는 모두가 흔한 식품들이다. 생강의 경우 맛은 맵고 성질은 약간 덥다. 주요 작용은 풍(風)을 흩트리며 한기(寒氣)를 몰아낸다. 또 비장과 위장을 튼튼하게 하는 약효를 가지고 있다.

대추는 맛이 달고 성질은 평(平)하다. 주로 기혈(氣血)을 도우고 비장과 위장을 보(補)하는 작용을 한다.

한편 회향, 정향, 침향은 모두 향기롭고 기(氣)를 다스리는 약재이다. 소금은 약을 신장으로 이끌어가며 감초는 약재들을 조화롭게 하는 기능을 한다.

옛 한의서에 의하면 다음과 같이 기록돼 있다. "생강 한 근, 대추 반 근, 소금 2냥, 감초 3냥, 정향·침향 각각 반 냥, 회향 4냥을 함께 찧어서 물로 끓여 매일 이른 아침 한 컵씩 마시면 노화를 방지하고 주름살을 제거하며 피부를 부드럽고 탄력이 있게 하는 미용작용이 있어 보물 같은 약 처방이다."고 했다.

사과는 맛이 좋은 과일일 뿐만 아니라 천연이 미용제이기도 하다. 사과를 미용에 응용할 때 먹는 것과 얼굴에 바르는 방법 등 두 가지로 나눌 수 있다.

한의학에서는 사람의 얼굴색에 윤택함이 없고 이상한 것은 신체 내의 기혈(氣血)과 음양(陰陽)이 그 조화를 상실하여 빚어진 것으로 보고 있다. 예를 들어 심기(心氣)가 부족하면 안색이 창백하고 광채와 윤기가 없어진다.

이럴 때 사과는 심장을 보(補)하고 기(氣)를 도우며 안색을 좋게 한다. 그것은 사과에 비교적 많이 함유돼 있는 마그네슘 함량 때문이다. 마그네슘은 사람의 피부를 불그스레 혈색이 돌게 하고 광택이 나게 하는 작용을 한다.

그 뿐만이 아니다. 사과에는 비타민 C가 대량으로 함유돼 있다.

비타민 C는 인체 내에서 멜라닌의 형성을 억제하고 멜라닌 색소가 인체 내에 서서히 침전되는 것을 막아주는 역할을 한다. 이로 인해 사과를 많이 먹으면 이미 기미가 생긴 경우도 서서히 없어지게 된다.

사과 미용법 활용례

① 사과는 그 껍질과 씨를 발라낸 뒤 완전히 으깨고 여기에 벌꿀을 약간 섞는다. 이를 매일 밤 얼굴, 손등에 한겹을 바르고 30분이 지난 뒤 씻어낸다. 사과는 피부의 각질층(角質層)을 연화(軟化)시켜 피부 분비의 균형을 이루게

하므로 검버섯이나 주근깨, 노인성 반점, 그리고 여드름이 잘 나고 모공(毛孔)이 넓으며 지성피부를 가진 사람에게 효과가 매우 뛰어나다. 특히 사과 껍질로 얼굴이나 손등을 문지르면 역시 피부를 곱고 부드럽게 하며 미백효과 또한 있다.

❿ 미용에 효과가 좋은 맥문동주

맥문동(麥門冬)은 맛이 달고 성질은 냉하며 양(陽)을 자양하고 열을 맑히는 작용이 있다. 이로 인해 가슴 속이 답답하고 열이 나며 갈증이 나는 증상에 효과가 있다. 또 심음(心陰)이 부족하여 심화(心火)가 치솟아올라 목이 안좋은 증상에도 뚜렷한 치료효과를 발휘한다.

특히 폐열(肺熱)을 맑히고 폐(肺)를 윤택하게 하며 기침을 멎게 하므로 폐열(肺熱)로 인해 음(陰)이 손상된 목안의 건조나 토혈(吐血)치료에 널리 응용되는 약재이다.

따라서 이러한 맥문동을 즐겨 먹으면 심장을 보(補)하고 열을 제거하여 폐음(肺陰)을 자양한다. 또한 맥문동은 사람으로 하여금 기혈(氣血)이 충족하게 하고 얼굴색이 윤택하고 고와지게 한다. 특히 병후 허약할 때 맥문동을 복용하면 몸이 건강해지고 혈색이 돌게 되며 원기를 회복하게 하는 약효를 발휘한다.

맥문동 미용법 활용례

① 맥문동 30g, 구기자 30g을 함께 썻어서 물기를 완전히 뺀 뒤 병에 담는다. 여기에 소주 50ml를 붓는다. 1개월 정도 지났을 때 매일 저녁 식사 때 한

잔씩 복용한다. 꾸준히 마시면 얼굴에 혈색이 돌고 주름살이 생기지 않으며 불로장수를 누리게 된다.

⑪ 노화를 방지하는 계피가루

계피(桂皮)는 예로부터 널리 활용돼 온 식품이자, 양념이다. 특히 고기를 먹을 때 양념으로 쓰면 그 효과가 독특하다.

이러한 계피는 중초(中焦)를 덥게 하고 한기(寒氣)를 몰아내는 약효를 지닌 한약재이기도 하다. 일찍이 한의학에서는 계피의 약효에 대해 다음과 같이 밝히고 있다.

"계피는 맵고 열성을 가진 약재인데 이로 인해 혈맥(血脈)을 소통시키고 허한(虛寒)으로 인해 빚어진 복통을 치료한다."고 했다. 김시진이 서술한 〈신농본초경(神農本草經)〉에는 계피의 약효에 대해 다음과 같이 밝히고 있다.

"계피는 온갖 병을 고치고 정신을 자양하며 얼굴색을 곱게 한다. 계피를 오래 복용하면 몸이 가벼워지고 노화를 방지하며 얼굴에 광채가 나게 하고 어린 아이처럼 고와지며 탄력이 있게 된다." 고 했다.

현대 약리학 연구에서 밝혀진 바에 의하면 계피에는 휘발유, 유기산이 함유돼 있어 양기(陽氣)를 보하고 한기(寒氣)를 흩트리며 통증을 멎게 하는 작용이 있는 것으로 드러났다. 또 혈맥을 소통시키는 효능 또한 뛰어난 약재로 밝혀졌다.

이로 인해 계피는 신장의 양기 부족이나 허(虛)와 한기(寒氣)로 빚어진 위장의 냉통, 월경 때의 복통 등을 완화시키는데 효능이 탁월하다.

① 고기를 삶거나 찌개를 끓일 때 계피가루 또는 계피 20g을 넣는다.

② 반찬을 할 때 계피가루 2g을 양념으로 사용한다.

⑫ 주름살을 예방하는 숙지황구기자주

- **처방** : 숙지황 · 구기자 각각 50g, 소주 500g
- **만드는 법** : 숙지황은 깨끗이 씻어서 물기를 뺀 뒤 작은 토막으로 쪼개어 놓는다. 구기자도 잘 씻어서 찧은 뒤 숙지황과 함께 술에 담근다. 10일 정도 지나면 마실 수 가 있다.
- **효능** : 얼굴에 혈색이 넘치게 하고 주름살을 예방, 개선한다.

해 설　숙지황은 성질이 약간 덥고 신장을 자양하며 보혈(補血)하는 약효를 지닌 약재이다. 또 정수(精髓)를 유익하게 하고 머리를 검게 하는 효능을 발휘한다. 특히 지황은 사람의 생명 연료로서 생체 에너지를 공급하기도 한다.

한편 구기자는 간장과 신장을 보(補) 하고 정혈(精血)을 도우는 효능이 뛰어나 예로부터 건강장수 약재이자, 식품으로 알려져 있다. 특히 구기자는 인체내 혈액의 생성을 돕고 얼굴에 넘치게 하므로 사람의 얼굴을 늙지 않게 하고 주름살을 예방하는 효과가 탁월하다. 이러한 구기자와 숙지황을 함께 쓴 숙지황 구기자주는 최고의 약효를 지닌 미용 약주라 할 수 있다.

⑬ 노화를 방지하는 호두연실미용환

- 처방 : 호두 속살 · 보골지 · 호로파 각각 200g, 연실 50g.
- 만드는 법 : 이상의 약재가 고운 가루로 만들어 청주로 개어서 오동 나무 열매 씨앗 크기의 환으로 빚는다. 이를 아침과 저녁에 각각 30 환씩 복용한다.
- 효능 : 얼굴을 아름답게 하고 노화를 방지하며 주름살이 생기지 않게 한다.

해 설 이 처방은 신장의 양기를 덥게 보(補)하는 것을 위주로 하고 얼굴을 자양하고 젊음을 간직하게 하는 약효를 발휘하는 처방이다. 이 처방에 쓰인 연실은 비장과 위장을 보(補)하고 신장을 도와 정(精)을 수렴하면서 심기(心氣)를 보양한다. 보골지는 성질이 크게 더우므로 신양(腎陽)을 덥게 보하는 작용이 있다. 호로파는 신장이 허약하여 양기가 쇠퇴하고 한기(寒氣)가 적체된 복통 등을 치료한다.

그러나 이 처방은 음이 허(虛)하고 화(火)가 거세며 입안이 마르고 진액이 고갈된 사람은 그 복용을 삼가는 것이 좋다.

⑭ 미용작용이 뛰어난 선복화죽

- 처방 : 쌀 50g, 선복화 10g.
- 만드는 법 : 선복화를 물로 달여서 그 즙을 걸러낸 뒤 쌀을 넣고 죽으로 끓여서 먹으면 된다. 일주일간 먹으면 그 효과가 나타난다.
- 효능 : 선복화는 풍(風)을 몰아내고 눈을 밝게 하며 담(痰)을 제거한

다. 또 혈맥(血脈)을 소통하여 얼굴을 곱게 하고 윤택하게 한다.

⑮ 굴껍질과 쥐참외뿌리 미용팩

굴껍질은 한약명으로 모려(牡蠣) 라고 한다. 이를 미용팩의 재료로 쓸 때는 불에 구워 분말로 만들어 쓴다. 그 효과는 살결을 곱게 하고 윤택하게 하는 작용이 있다.

한편 쥐참외뿌리는 열을 내리고 해독하며 혈어(血瘀)를 무찌르고 해소하는 작용이 있어 얼굴에 난 검버섯이나 주근깨 등을 없애주는 효능이 있다. 의성 허준이 편찬한 〈동의보감〉에 의하면 쥐참외뿌리를 가루로 만든 다음 물에 개어서 얼굴을 씻으면 피부가 매끈해지고 탄력과 윤기가 흐르게 된다고 기록돼 있다.

이러한 굴과 쥐참외뿌리를 활용한 피부 미용법을 소개하면 다음과 같다.

굴과 쥐참외뿌리의 미용법 활용례

① 굴껍질 150g, 쥐참외뿌리 50g을 분말로 만든 다음 벌꿀로 개어서 매일 밤 얼굴에 바르고 한 시간 정도 있다가 씻거나 다음날 아침 씻어낸다. 이 처방은 효과가 매우 빠르고 얼굴을 백옥같이 희고 매끈하게 하는 효능이 있다.

⑯ 얼굴을 아름답게 하는 당귀 원육 미용주

- **처방** : 당귀 · 원육 각각 60g, 소주 500g.
- **만드는 법** : 이상의 재료를 항아리 또는 병에 담고 소주를 부은 뒤 3주가 지났을 때 마시면 된다.
- **용법** : 반주로 하루 2잔 정도씩을 마신다.
- **효능** : 얼굴을 아름답게 하고 살결을 곱게 하며 건강장수를 누리게 한다.

해 설　당귀는 보혈(補血)과 양혈(養血)의 중요한 약재이다. 따라서 얼굴색이 창백할 경우 효과가 있고 현기증이나 가슴이 두근거리는 증상도 개선한다. 특히 심혈(心血)부족과 손상 등을 치료한다. 또한 어혈(瘀血)을 몰아내고 새로운 피를 생성시키는 효능이 뛰어나다.

한편 원육은 예로부터 미용과 건강 장수의 훌륭한 식품으로 정평이 나 있다. 원육은 용안육이라고도 하는데 주로 사람의 기혈(氣血)을 보(補)할 뿐만 아니라 뛰어난 미용효과를 가지고 있다. 특히 지능을 보여주기도 한다.

⑰ 살결을 곱게 하는 늙은 호박 벌꿀 미용팩

- **재료** : 늙은 호박 2500g, 소주 1500g(청주로 해도 된다), 벌꿀 500g, 생수 1000g
- **만드는 법** : 호박은 그 껍질을 벗기고 토막으로 썰어서 솥에 넣는다. 여기에 술과 생수를 적당히 부어서 푹 삶은 뒤 그 즙을 걸러낸다.

걸러낸 즙을 다시 솥에서 끓여 조청 모양이 되면 벌꿀을 섞으면 된
다.

• **사용법** : 매일밤 10g씩을 덜어서 얼굴에 골고루 바른 뒤 다음 날 아
침 씻어내거나 1~2시간이 지난 뒤 씻어내면 된다.

해 설 늙은 호박은 부종을 해소하고 수(水)를 배출시키는 효능이
뛰어난 식품이며 훌륭한 미용제이다. 〈본초강목(本草綱目)〉의 기록에 의
하면 호박 속으로 얼굴을 씻으면 검버섯이나 기미, 주근깨가 없어지고
피부를 희고 탄력있게 한다고 적혀있다.

〈일화자본초(日華子本草)〉에서도 늙은 호박이 피부의 풍(風)과 검버섯
을 제거하고 살결을 윤택하게 한다고 했다. 특히 〈신농본초경(神農本草
經)〉에는 호박씨가 살결을 곱게 하고 얼굴을 아름답게 한다고 기록돼 있
어 늙은 호박의 미용 효과는 옛 문헌 곳곳에 언급돼 있다.

⑱ 미용에 좋은 도화주

복숭아는 맛이 달고 시다. 성질은 약간 덥고 영양성분이 상당히 풍부
하다. 복숭아에는 단백질, 지방, 당질, 조섬유(粗纖維), 칼슘, 인, 비타민 B
군, 비타민 C, 사과산, 레몬산 등이 풍부하게 함유돼 있기 때문이다.

이러한 영양성분 중에서 비타민 C와 사과산, 레몬산은 피부에 대하여
탁월한 자양 효과와 윤택작용을 한다. 특히 복숭아 꽃 역시 훌륭한 미용
재료이다. 예로부터 널리 활용돼온 미용법에 복숭아 꽃은 주원료로 응용
돼 왔다. 〈도경본초(圖經本草)〉의 뛰어난 미용 효과가 기록돼 있기도 하
다.

• 만드는 법 : 갓 피어난 복숭아 꽃 30~50송이를 따서 소주 400g에 담근다. 그후 일주일이 지나면 마실 수가 있다. 매일 한 잔씩 마시면 된다. 도화주를 즐겨 마시면 노화를 예방하고 주름살을 완화시키며 젊고 탄력있는 얼굴을 간직하게 한다.

해 설 복숭아 꽃은 사(瀉)작용이 있기 때문에 설사 증상이 있는 사람은 그 복용을 삼가야 한다. 특히 복숭아 꽃은 계절성이기 때문에 꽃이 필 때 많이 채집하여 말려 두거나 많은 양의 도화주를 만들어 두면 된다.

⑲ 얼굴색을 윤기나게 하는 고막조개

고막은 맛이 달고 성질은 평(平)하며 독이 없다. 고막살에는 단백질, 지방, 당원(糖原), 니코틴산, 비타민 A, B₁, B₂ 등이 함유돼 있다. 특히 그 껍질에는 탄산칼슘이 들어있다.

• 만드는 법 : 고막을 깨끗이 씻어서 끓는 물에 데쳐낸 뒤 그 껍질을 벗기고 양념을 해서 반찬으로 먹는다.

• 효능 : 위장과 비장을 튼튼하게 하고 소화작용을 하며 체증을 내리는 효능이 있다. 또 피부를 곱게 하고 윤택하게 하는 미용작용도 발휘한다.

특히 고막 껍질을 불에 구워낸 뒤 고운 가루로 만들어 하루 2회, 매회 5g씩 복용하면 십이지장궤양이나 만성 위염, 위가 더부룩하고 답답한 증상을 치료하는 효과가 있다.

⑳ 콩과 팥으로 만든 미용세안제

이 처방은 당나라 때 덕종 임금의 딸 영화공주가 널리 활용했던 미용 세안법이다. 이 미용 세안법은 대두가루를 주원료로 한 세안제이다. 여기에다 향기롭고 풍(風)을 몰아내며 활혈하고 살결을 곱고 윤택하게 하며 더러운 것을 제거하는 한약재를 배합한 미용 세안제이다. 평소 이 세안제를 쓰면 피부에 윤기가 나고 부드러우며 미백효과가 있게 된다.

- 처방 : 대두 · 팥 · 백지 · 천궁 · 과루인 각각 250g, 침향 150g, 조협, 500g
- 만드는 법 : 이상의 약재를 고운 가루로 만들어 필요할 때마다 조금씩 덜어낸 다음 물에 개어서 얼굴에 문지른 다음 세안을 한다.

해 설 조협은 바짝 말린 뒤 힘줄과 씨앗을 제거해야만이 곱게 갈 수가 있다.

㉑ 미용과 건강에 좋은 맥반석 죽

맥반석에 대한 현대 과학적인 연구는 이미 20여년 전부터 시작 됐다. 그동안의 연구 결과 밝혀진 바에 의하면 맥반석은 뛰어난 건강작용을 지닌 물질이라는 점이다.

옛 한의서에서도 맥반석의 효능에 대해 언급이 되어있다. 이시진의 〈본초강목(本草綱目)〉에 의하면 "맥반석은 맛이 달고 성질은 덥다. 독이 없고 모든 부스럼을 치료하는 효능이 있다."고 밝히고 있다.

그런 탓에 예로부터 맥반석은 여성들의 미용에 널리 응용돼 왔다. 맥반석에는 인체에 유익한 광물질과 미량원소가 풍부하게 함유돼 있기 때문이다. 일례로 맥반석 물은 산성과 알카리성이 그 균형을 이루고 있고 또 균이 없다.

따라서 맥반석을 담근 광천화된 물을 미용에 응용하여 세안 또는 목욕을 하면 피부를 자야하고 윤택하게 하며 노화를 방지하고 피로를 풀어주는 효능을 발휘하는 것으로 밝혀져 있다. 그런 탓에 맥반석 가루를 만들어낸 영양 크림은 미용에 훌륭한 화장품으로 그 평가를 받고 있다.

이러한 맥반석 물로 죽을 끓여 먹어도 탁월한 미용 효과를 얻을 수 있다. 맥반석 물로 죽을 끓여 3개월 정도 먹으면 피부가 부드러워지고 탄력이 생기며 주름살을 완화시키는 효과를 발휘하는 것으로 나타나고 있다. 또 맥반석 담근 물을 즐겨 마시면 위장병이 개선되면서 건강하고 얼굴 또한 아름다워지게 된다.

㉒ 노화를 막아주는 당귀 우유즙 맛사지법

당귀에 대해 〈본초정(本草正)〉에는 다음과 같이 밝히고 있다.

"당귀는 맛이 달면서 무겁게 때문에 보혈(補血)할 수가 있다. 그 기(氣)는 가벼우면서도 맵기 때문에 또한 혈액을 운행시키므로 보(補) 속에 동(動)이 있고 움직이는 가운데 보(補) 작용을 하므로 양혈(養)과 영혈(營血)을 하고 기(氣)를 보하며 정(精)을 생성시킨다."고 했다.

현대 약리학 연구에서는 당귀에는 휘발유와 20여 종의 무기 원소가 함유돼 있어 인체에 대하여 항빈혈, 항노쇠 작용을 하고 인체의 면역력을 강화시키는 효능이 있는 것으로 밝혀졌다. 특히 혈류(血流)를 증가시키고 심근(心筋)에 영향을 공급하여 혈관을 확장하고 혈압을 내리게 하는 작용 또한 가지고 있는 것으로 드러났다.

이러한 당귀는 피부 미용에 있어서도 놀라운 효능을 지닌 약재라 할 수 있다. 연구 결과 밝혀진 바에 의하면 우리의 인체에는 틱로신이라는 효소가 멜라닌을 만들어 내는 작용을 하는데 이것이 활성화 되면 사람의 얼굴에 주근깨나 검버섯, 노인성 반점이 나타나게 된다. 인체 속에 이같은 멜라닌 색소의 활성화가 높으면 노인성 반점이 일찍 나타나거나 많아지게 된다는 것이다.

그런데 실험 결과 밝혀진 바에 의하면 당귀의 수용액이 티로신효소의 활성작용을 억제할 수가 있다는 것이다.

그러므로 우유와 당귀즙을 혼합한 즙으로 얼굴을 맛사지 하면 얼굴에 난 검버섯이나 주근깨, 주름살을 제거하고 양혈(養血)하면서 아름다워지게 하는 작용을 한다.

㉓ 얼굴을 아름답게 하는 삼련분

삼련(三聯)이란 곧 연꽃, 연근, 연실을 말한다. 〈신농본초경(神農本草經)〉에 의하면 연실은 몸을 가볍게 하고 노화를 방지하며 건강 장수를 누리게 한다고 기록돼 있다. 또 명나라 때 기술된 〈일화자본초(日華子本草)〉에서는 "삼련(三聯)이 얼굴을 아름답게 하고 젊게 하며 탄력이 있게 한다."고 밝히고 있다.

현대 약리학 연구 결과도 이와 별반 다르지 않다. 그동안의 연구 결과에 의하면 연꽃 가루는 영양이 풍부하고 흡수가 잘 되므로 피부를 윤택하게 하고 주름살을 감소하며 심지어 기미나 검버섯도 없애주는 효능을 발휘하는 것으로 밝혀졌다.

한편 연실은 비장과 위장을 보(補)하고 신장을 도우며 정(精)을 수련시키고 심기(心氣)를 보양하는 작용이 있는 것으로 밝혀졌다. 연근도 역시 신정(腎精)을 보하는 기능이 있어 정수(精髓)를 수렴하고 다진다. 이러한 작용으로 인해 얼굴을 아름답게 하고 주름살을 제거한다. 또 피부의 탄력을 증강시키고 미백효과 또한 발휘한다. 특히 머리를 검게 하는 효능도 있다.

삼련분 만드는 법

삼련은 각각 계절에 따라 채집하여 응달에서 말려둔다. 삼련분을 만들 때는 연꽃 350g, 연근 400g, 연실 450g을 취하여 질그릇에 담아 솥에서 쪄내어 말린다. 완전히 마르면 가루로 만들어 이를 매일 아침과 저녁에 각각 15g씩 끓는 물에 타서 복용한다.

03

피부를 윤택하게 하는
자연식품 8가지

❶ 피부를 곱게 하는 **냉이 계란탕**

- **재료** : 냉이 20g, 계란 1개.
- **만드는 법** : 냉이로 국을 끓인 다음 여기에 계란을 풀어 먹으면 된다. 매일 한 번씩 먹는다.

　해 설　냉이는 맛이 달고 성질은 평(平)하며 독이 없다. 현대약리학 연구에 의하면 냉이에는 초산이나 사과산 등 7가지의 유기질과 11가지의 아미노산이 함유돼 있는 것으로 밝혀졌다. 뿐만 아니라 아미노산, 포도당 등7종류의 당분과 칼륨, 나트륨, 칼슘, 인, 철분, 망간, 무기염 등도 함유돼 있는 것으로 나타났다. 특히 비타민 B₁, B₂, C와 니코틴산, 지방, 콜린 등 여러 가지 성분을 풍부히 함유하고 있는 것으로 밝혀졌다.

　이러한 성분들로 인해 냉이는 신체를 튼튼하게 하고 열을 내리며 지혈(止血)하고 피부 미용에 탁월한 효과를 발휘한다.

따라서 평소 냉이계란국을 즐겨 먹으면 노쇠를 완화하고 얼굴의 주름살을 예방하며 피부를 곱게 하고 젊음을 간직하게 한다.

② 젊음을 되찾게 해주는 의이인 미용법

한의학에서는 의이인을 중요한 약재로 많이 쓴다. 성질은 약간 냉하고 맛은 달다. 주로 열을 내리고 습(濕)을 제거한다. 비장과 폐(肺)를 유익하게 하여 얼굴에 난 기미나 주름살을 감소시키는 효능이 있다.

이러한 의이인을 활용한 미용 건강법을 소개하면 다음과 같다.

의이인 미용 건강법 3가지

♣ 의이인 미용주

• **처방** : 의이인 100g, 소주 또는 청주 300g
• **만드는 법** : 먼저 의이인을 깨끗이 씻어서 말린 다음 고운 가루를 만들어서 항아리에 넣는다. 여기에 소주를 부어서 10일 정도 있다가 마시면 된다. 하루 두 잔씩 아침과 저녁에 각각 마신다.

해 설　의이인을 활용한 미용법으로 쌀과 함께 밥을 짓거나 여러 가지 음식으로 만들어 먹어도 피부미용에 효과가 뛰어나다. 평소 의이인을 즐겨 복용하면 얼굴색이 불그스레해지고 윤기가 흐르며 피부에 탄력이 생기게 된다. 또 기미와 주름살의 형성을 예방한다.

♣ 의이인 즙

의이인을 물로 달여 그 즙을 걸러낸 뒤 사과즙과 함께 복용한다. 또 의이인 즙에 벌꿀을 섞어서 마셔도 된다. 의이인 즙을 즐겨 마시면 기미나 주근깨, 주름살을 없애주고 피부에 탄력이 넘치게 하며 젊음을 되찾게 해준다.

♣ 의이인산

의이인을 볶아서 식힌 뒤 고운 가루로 만든다. 매번 10g을 끓는 물에 타서 마신다. 하루 3회 마시되 식사 하기 한 시간 전에 복용한다. 이렇게 몇 개월간 계속해서 복용하면 미용에 놀라운 효과가 있게 된다. 특히 기미나 주근깨, 주름살을 제거한다.

❸ 피부를 곱게 하는 둥굴레 생선찌개

- 재료 : 생선살 500g, 두부 500g, 표고버섯, 파, 마늘 각각 적당량, 둥굴레 15g
- 만드는 법 : 둥굴레를 물로 20분간 달여서 그 즙을 걸러낸다. 생선을 냄비에 넣은 다음 두부, 표고버섯, 파, 마늘 등도 함께 넣는다. 여기에 둥굴레 즙을 붓는다. 익으면 양념을 하고 먹으면 된다.

  해설 약즙으로 찌개를 함으로써 유효성분은 이미 식품 속에 스며들게 된다. 이 찌개는 미용에 효과가 있어 피부를 곱고 탄력있게 할 뿐만 아니라 질병 치료에도 효과가 있다.

❹ 건강한 혈색이 돌게 하는 계란 지골피 찌개

지골피(地骨皮)는 바로 구기자 나무의 뿌리껍질이다. 지골피의 약효와 자양작용은 구기자와 같다.

그동안의 연구 결과 밝혀진 바에 의하면 지골피에는 호르몬 분비를 강화시키는 작용이 있는 것으로 나타났다. 또 간장과 신장을 자양(滋養) 하고 보(補)하며 정력을 돋우고 눈을 밝게 하는 효능도 있다. 특히 열을 내리고 피를 식히며 허열(虛熱)을 해소시키는 작용이 강하다.

따라서 계란 지골피 찌개는 허약을 보하고 허리나 무릎이 시큰한 증 상을 치료한다. 또 간장과 신장의 허약 부족으로 빚어진 어지러움이나 폐열기침에도 효과가 있다.

특히 피부가 거칠어지고 얼굴에 혈색이 없는 증상을 다스리고 기미나 주근깨를 없애주는 효능이 탁월하다.

- **처방** : 계란 3개, 시금치 200g, 버섯, 피망 약간, 지골피 15g
- **만드는 법** : 지골피는 물로 20분간 달여서 그 즙을 걸러낸다. 계란은 따로 깨어서 저어놓는다. 계란을 제외한 재료를 냄비에 넣고 끓여 서 양념을 한 뒤 계란을 풀어 넣으면 된다.

특히 이 찌개에 구기자를 씻어 넣으면 미용 효과가 더욱 좋아진다. 평소 이 찌개를 즐겨 먹으면 신장과 간장을 보하고 피부를 윤택하 게 하므로 주근깨나 기미를 제거하고 거칠어진 피부를 부드럽게 해 준다.

❺ 피부를 윤택하게 하는 벌꿀계란팩

벌꿀과 계란 흰자위는 영양이 풍부하고 피부를 자양하며 윤택하게 하는 효능이 뛰어난 미용제이다. 평소 벌꿀계란팩을 꾸준히 활용하면 얼굴이 고와지고 부드러워지며 윤택해지고 탄력이 좋아지면서 주름살을 감소시키는 효능이 있다.

- **만드는 법** : 계란 흰자위 1개분에 벌꿀을 약간 섞고 거품이 일도록 젓는다. 이를 매일 밤 세안을 한 뒤 얼굴에 골고루 펴바르고 잠자리에 들었다가 다음날 아침 미지근한 물로 씻어내면 된다. 사용한 지 일주일 정도 지나면 서서히 효과가 나타나기 시작한다. 이 팩은 특히 주름살을 완화하고 기미를 없애는데 효과가 탁월하다.

❻ 피부에 윤기를 더해주는 쥐참외뿌리

쥐참외는 박과식물로서 성질은 냉(冷)하고 맛은 쓰다. 주로 열을 내리고 해독한다. 어혈(瘀血)을 해소하고 제거하는 작용이 있다.

이시진은 〈본초강목(本草綱目)〉에서 쥐참외가 얼굴에 난 검버섯이나 기미, 주근깨, 여드름을 치료하는 효과가 있다고 밝혀놓고 있기도 하다. 또 이 처방을 사용하면 얼굴이 아름다워지게 돼 설사 부부간이라 하더라도 제대로 알아볼 수가 없게 된다는 말로 이 처방의 효과를 극찬하고 있다.

또 〈비급천금요방(備急千金要方)〉에서도 쥐참외 뿌리가 얼굴에 난 주근깨나 검버섯을 제거하고 피부를 윤택하게 한다고 적혀 있다.

- 처방 : 쥐참외 뿌리 100g, 벌꿀 50g.

- 만드는 법 : 쥐참외 뿌리를 깨끗이 씻어서 말린 뒤 고운 가루로 만들어서 벌꿀에 버무려둔다.

- 사용법 : 매일 밤 잠자리 들기 전 얼굴에 골고루 바르고 다음날 아침 미지근한 물로 씻어내면 된다.

- 효능 : 쥐참외 뿌리팩은 얼굴에 난 검버섯이나 주근깨, 기미, 여드름을 없애주며 주름살을 예방하고 제거하는 효능이 있다. 따라서 평소 이 팩을 꾸준히 활용하면 피부에 탄력이 생기고 윤택해지면서 아름다워지게 된다.

❼ 미용작용이 뛰어난 유자꽃

유자는 봄에 꽃이 피고 열매를 맺는다. 유자에는 놀라울 정도로 많은 비타민 C가 함유돼 있다. 비타민 C는 피부의 탄력을 증강시키는데 탁월한 효과가 있는 영양소이다. 따라서 유자의 미용작용은 풍부한 비타민 C로 인해 놀라운 효과를 발휘한다.

특히 유자꽃에 함유돼 있는 휘발성 기름은 기(氣)를 원활히 운행시키고 어(瘀)를 제거할 뿐만 아니라 피부 미용에도 뛰어난 효과를 발휘한다.

- 처방 : 유자꽃 50g, 참기름 또는 들기름 5g

- 만드는 법 : 이상의 재료를 함께 섞어서 솥에서 쪄낸 뒤 잠자리에 들기 전 얼굴에 골고루 문지르면서 발라준다. 다음날 아침 미지근한 물로 씻어내면 된다.

- 효능 : 살결을 곱고 윤택하게 하며 탄력이 생기게 한다. 특히 주근깨

나 검버섯, 주름살을 제거하는 효능이 뛰어나다.

❽ 피부를 곱게 하는 앵두

앵두를 즐겨 먹으면 피부가 매끈해지고 윤기가 나며 아름다워 지게 된다. 〈진남본초(眞南本草)〉에 의하면 앵두는 "모든 허증(虛症)을 치료하고 원기를 크게 보하며 피부를 자양하고 살결을 곱게 한다."고 기록돼 있다.

또 〈비급천금방(備急天金方)〉에서는 다음과 같이 기록돼 있다.

"앵두는 맛이 달고 성질은 평(平)하며 떫은맛이 난다. 주로 중기(中氣)를 조리하고 유익하게 한다. 이러한 앵두를 많이 먹으면 얼굴색이 고와지고 살결이 윤택해지며 검버섯이나 기미, 주름살을 예방하고 제거한다."고 했다.

현대 약리학 연구 결과 밝혀진 바에 의하면 앵두에는 철분 함량이 비교적 많아 100g당 5.9mg이 함유돼 있고 비타민 A의 함량 또는 사과나 귤, 포도보다 4~5배 정도 더 많이 들어있는 것으로 밝혀졌다.

이밖에도 칼슘이나 인, 비타민 B, C도 비교적 풍부하게 함유돼 있는 것으로 나타났다.

따라서 평소 앵두를 즐겨 먹으면 피부가 매끈해지고 윤기가 나게 된다. 특히 기미나 검버섯, 주름살 등에는 앵두의 씨를 발라내고 찧어서 그 즙을 걸러낸 다음얼굴에 바르면 놀라운 미백효과를 얻을 수 있다.

04

주름살을 없애주는
자연식품 9가지

❶ 닭껍질과 연골

사람의 피부는 표피(表皮), 진피(眞皮), 피하조직(皮下組織)의 세 부분
으로 나눌 수 있다. 세 층의 총 두께는 평균 2~2.2mm에 불과하고 여자가
남자 피부보다 더욱 얇다. 이중에서 진피(眞皮)는 가장 중요한 층(層)이
다. 왜냐하면 신체 내의 혈관과 신경이 진피 속에서 이어져 있기 때문이
다. 따라서 진피는 피부의 윤택과 건강한 아름다움에 대하여 결정적인
영향을 미친다.

만약 진피에 탄력이 없어지면 곧 한데로 모여들면서 주름살이 생기게
된다. 그러므로 진피를 보호하는 것은 곧 피부를 건강하고 아름답게 하
는 중요한 핵심이 된다.

일상생활 속에서 닭고기나 닭고기 껍질, 닭 연골을 즐겨 먹으면 주름
살의 감소시키게 된다. 닭껍질과 연골(물렁뼈)에 함유돼 있는 연골(軟骨)

유산은 피부의 탄력을 증가시키고 주름살을 없애주면서 피부를 부드럽게 해주기 때문이다.

그래서 자주 먹으면 피부의 건강한 아름다움을 유지시키고 주름살을 예방하며 제거하므로 노화를 방지하게 된다.

❷ 주름살 완화시키는 산사 벌꿀차

산사는 비타민C가 풍부하기로 유명하다. 산사 과육 100g에는 비타민 C가 89mg이나 함유돼 있어 대추와 다래에 이어 3위를 차지한다. 사과보다 17배나 높고 카로틴의 함량도 상당이 많이 함유돼 있는 편이다.

이러한 산사는 주로 어(瘀)를 해소하고 체중을 내린다. 또 심근(心筋)을 양호하고 조절할 뿐만 아니라 심실(心室)과 심방(心房) 운동의 진동폭과 관상동맥으 혈류량을 조절하기도 한다. 특히 혈청과 콜레스테롤 수치를 저하시킨다.

사람의 인체면에서 본다면 위장기능이 양호하면 기혈(氣血)이 왕성하게 되고 기혈이 왕성하게 되면 얼굴에 혈색이 돌고 주름살이 감소되면서 아름다워지게 된다. 이것이 바로 산사의 작용이기도 하다. 이러한 산사즙에 피부를 윤택하게 하는 벌꿀을 배합하면 훌륭한 미용 음료가 된다.

- **처방** : 산사 500g, 벌꿀 50g, 대추 5~10개 귤껍질 1개.
- **만드는 법** : 이상의 재료 중에서 벌꿀을 제외한 세 가지 약재를 솥에 넣고 함께 끓인다. 푹 익으면 불을 끄고 삭힌 뒤 산사를 손으로 비벼대서 그 즙을 걸러낸다. 걸러 낸 즙에 벌꿀을 꺽어서 수시로마시면 안된다.

- 처방 : 산사 500g, 벌꿀 50g, 대추 5~10개, 귤껍질 1개.
- 만드는 법 이상의 재료 중에서 벌꿀을 외한 세 가지 약재를 솥에 넣고 함께 끓인다. 푹 익으면 불을 끄고 식힌 뒤 산사를 손으로 비벼대어 그 즙을 걸러낸다. 걸러낸 즙에 벌꿀을 섞어서 수시로 마시면 된다.
- 효능 : 기(氣)를 보하고 다스리며 음식을 소화시킨다. 또 뛰어난 피부 미용작용이 있다. 즉 피부를 윤택하게 하고 탄력이 있게 하며 주름살을 예방하고 감소시키기 때문이다.

❸ 주름살이 사라지는 목이 버섯탕

목이버섯은 훌륭한 영양식품 중 한가지이다. 여기에 함유돼 있는 성분은 매우 풍부하다. 그런 탓에 한의학에서는 목이 버섯의 약용 가치를 매우 중요시 한다.

목이버섯은 폐(肺), 비장(脾臟), 위(胃), 신장(腎臟), 대장(大臟) 등에 들어가 작용을 한다. 주로 폐열(肺熱)에 의한 마른기침을 다스리고 피가 섞은 만성화 기침 증상도 개선시킨다. 또 혈관 경화를 예방하고 비위(脾胃) 허약(虛弱)을 치료할 뿐만 아니라 최근에 와서는 암세포의 성장을 억제하는 인자도 가지고 있는 것으로 밝혀졌다.

특히 목이버섯 자체에 하유돼 있는 교질(膠質)은 피부의 탄력을 증강시키는 효능이 뛰어난 것으로 밝혀졌다. 따라서 목이버섯 탕을 꾸준히 먹으면 몸이 건강해지고 힘이 강해지고 기혈이 넘쳐나게 된다. 또한 피부가 불그스레 하고 윤기가 있으며 주름살이 사라지게 된다.

• 처방 : 목이버섯 2~3송이를 물에 이틀 동안 담궈 두었다가 깨끗이 손질한다. 그런 다음 자잘하게 찢어서 솥에 넣어 30분 정도 찐 뒤 깨소금으로 버무려서 먹으면 된다.

해설 목이버섯의 교질(膠質)성분은 얼굴을 곱고 희게 하며 살갗에 탄력을 증가시켜 주는 주름살을 예방하고 없애주는 효과가 있다.

❹ 주름살을 펴주는 밤 속껍질

밤은 과육이 달고 맛이 좋을 뿐만 아니라 신장을 보(補)하고 미용에 뛰어난 작용을 한다. 그중에서 도 밤의 속 껍질은 피부의 놀라운 미백효과가 있는 미백효과가 있는 미용식품이다.

밤의 속 껍질은 활혈(活血)하고 양혈(養血)하므로 피부를 윤택하게 하고 주름살을 펴주는 작용이 있다. 〈의부전록(醫部全錄)〉이 라는 옛 의서에는 밤의 속껍질에 대하여 다음과 같이 기록하고 있다.

"밤의 속껍질은 살갗에 갑자기 생겨난 주름살 펴주고 노인들의 안면 주름살을 예방하고 치료한다. 고 했다.

따라서 밤 속껍질은 중·노년기의 여성들에게 다시 없이 좋은 미용재료라 할 수 있다. 특히 밤 속껍질을 응용한 미용법은 간편하고 쉽게 행할 수가 있어 그 진가를 배가시키고 있다.

그럼, 일상생활 속에서 가년하게 활용할 수 있는 밤 속껍질 미용법을 소개하면 다음과 같다.

❺ 주름살 제거하는 세가지 꽃

옛 한의서인 〈백병단방대전(百病單方大全)〉을 보면 꽃과 우유로 주름살을 제거하는 처방이 기록돼 있다. 여기에 응용되는 꽃은 복숭아 꽃, 연꽃, 부용꽃이다. 즉 보메 복숭아 꽃을 채취하고 여름에 연꽃, 가을에 부용꽃을 채취한 뒤 생수로 끓여서 그 즙을 걸러 놓으면 된다.

복숭아 꽃, 연꽃, 부용화는 모두 활혈(活血)하고 어(瘀)를 녹이는 작용이 있기 때문에 옛 사람들은 이를 응용하여 피부를 자양하고 윤택하게 하며 아름답게 하는 데널리 활용했다.

현대 약리학 연구에서도 이 세 가지 꽃의 꽃가루가 피부를 자양학 윤택하게 하는 작용이 있는 것으로 밝혀졌다. 약리학계의 연구 보고에 의하면 부용화분을 2% 함유하고 있는 연고제제가 종기나 부스럼에 대하여 소염과 진통작용을 발휘학소 부은 것을 가라앉히는 효과가 있는 것으로 나타났다.

한편 이 세 가지 꽃은 채취하는 계절이 각기 다르기 때문에 이를 유의해야 하고 또 채취한 뒤에는 응달에서 말려둔다.

- **응용방법** : 겨울은 샘물, 또는 광천수로 세 가지의 꽃을 달여서 세안을 한다. 여름과 봄, 가을은 우유에 세 가지 꽃의 가루를 섞어서 얼굴에 맛사지를 한다. 하루 2회 정도 행하면 된다. 이것으로 얼굴 맛사지는 꾸준히 하면 주름살을 제거하게 된다.

❻ 주름살을 예방하는 팩 3가지

주름살을 예방하는 미용팩은 자기 피부의 성질에 따라 만들어야 한다. 피부는 대체로 지성피부, 중성피부, 건성피부로 나눌 수 가 있다. 이러한 피부의 성질에 따라 적절한 주름살 예방팩을 꾸준히 활용하면 주름살을 완화, 개선시킬 수가 있다.

♧ 지성피부의 주름살 예방팩 : 산사계란흰자위팩
- **처방** : 산사 500g, 계란 흰자위 2개분.
- **만드는 법** : 산사를 물로 푹 삶은 뒤 으깨어 그 즙을 걸러낸다. 이렇게 걸러낸 산사즙에 계란 흰자위를 섞어서 팩제로 만든다. 이를 잠자리에 들기 전 얼굴에 바르고 잔다. 다음날 아침 미지근한 물로 씻어내면 된다.
- **효능** : 피부에 남아있는 기름때를 제거한다. 피부를 자양하고 탄력 있게 하며 윤택하게 하면서 주름살을 예방한다.

♧ 건성피부의 주름살 예방팩 : 벌꿀계란노른자위팩
- **처방** : 계란 노른자위 1개, 벌꿀 1스푼.

- 만드는 법 : 계란노른자위와 벌꿀을 고루 섞어서 팩제를 만든다. 이를 매일 밤 잠자리에 들기 전 얼굴에 바른다. 바른 뒤 30분~1시간 정도 지났을 때 미지근한 물로 씻어내면 된다.
- 효능 : 이 팩은 주름살 제거와 피부에 대한 미백작용이 탁월하다. 특히 햇볕에 검게 그을린 피부를 진정시키고 희게 해준다.

♣ 중성피부의 주름살 예방팩 : 벌꿀우유팩

- 처방 : 우유 1스푼, 벌꿀 1/2스푼.
- 만드는 법 : 우유와 벌꿀을 고루 섞는다. 매일 밤 세안을 한 뒤 이를 얼굴에 펴바른다. 1시간 정도 지나면 미지근한 물로 씻어낸다.
- 효능 : 이 팩을 일주일 정도 사용하면 피부가 부드러워지고 탱탱하게 되며 계속 응용하면 주름살이 생기지 않게 된다.

❼ 주름살 예방하는 대추벌꿀 연고

- 처방 : 황백나무 뿌리껍질 10g, 쥐참외 뿌리 10g, 대추 3개, 벌꿀 적당량.
- 만드는 법 : 황백나무 뿌리 껍질과 쥐참외 뿌리를 가루로 만든다. 대추도 씨를 발라내고 으깨어 놓는다. 이상의 재료에 벌꿀을 섞어서 연고로 버무려둔다. 매일 아침마다 연고를 물에 녹여서 얼굴을 문지르며 세안을 한다.

해 설   황백은 음(陰)을 자양(滋養)하고 화(火)를 제거하며 열을 내리면서 습(濕)을 제거하는 효능이 있다. 이러한 약효는 각종 종독(腫毒)과 여드름 치료작용을 발휘한다.

쥐참외 뿌리는 예로부터 피부 미용에 널리 응용되었다. 대추 또한 기(氣)를 북돋아주고 비장의 기능을 높여주며 모든 약재를 조화시키는 역할을 한다. 이 세 가지 약재를 함께 배합하면 피부를 자양하고 윤택하게 하면서 주름살을 제거하는 효과가 나타나게 된다.

❽ 주름살 없애는 수세미외즙

수세미 외는 여름철 채소로서 늙은 수세미 외를 말려서 그 껍질을 벗기면 그물 모양의 섬유가 남는데 이것은 수세미 외의 힘줄이다.

이는 수세미 씨앗과 더불어 훌륭한 한방 약재로 응용되고 있다. 그 효과는 열을 내리고 해독하며 경락을 소통하고 활혈한다.

수세미 즙을 얼굴에 바르는 것은 예로부터 전해 내려오는 미용비방이다. 주름살을 제거하는 효과가 뛰어난 것으로 인기를 모아 왔다. 실제로 일부 여성들은 단지 수세미 외즙 만으로도 부드럽고 탄력이 넘치며 주름살이 없는 피부를 지니고 있기도 하다.

수세미 외의 훌륭한 미용작용은 이시진의 〈본초강목(本草綱目)〉에도 기록이 되어있다. 이 기록에 따르면 수세미 외는 혈맥(血脈)을 조화롭게 하고 경락을 활성화 시키면서 혈액의 감소를 치료한다고 되어있다.

이것이 바로 수세미 외 미용작용의 기본적인 약리 효과이다. 실제로 한 실험 결과 수세미 외에는 풍부한 유효성분이 함유돼 있는 것으로 입증되었다. 이들 생리활성을 지닌 유효물질들은 모두 수세미 외즙 속에 들어있는 것으로 밝혀졌다. 이들 물질들은 피부에 대하여 매우 강한 침투성을 가지고 있지만 피부 조직에 해를 입히지는 않는 것으로 나타났다.

따라서 아름다움을 추구하는 여성이 만약 장기간 수세미 외 즙을 얼굴에 바르면 아무런 부작용 없이 주름살의 생성을 예방하고 없애는 효과가 있게 되는 것이다. 특히 피부를 영원히 맑고 빛나는 아름다움을 유지할 수 있게 도와준다.

일례로 일본의 한 여류 작가는 수십년 동안 미용크림이나 주름살 예방 영양크림 등을 쓰지 않는 대신 매일 아침 거지에 수세미 외 즙을 묻혀 세안을 했는데 그 결과 그녀의 나이 80세의 고령이 되었을 때도 얼굴에 주름이 없었다는 유명한 일화를 남기고 있다.

수세미 외 즙의 채취방법

① 먼저 외가 열리지 않은 수세미 덩굴을 꼭대기에서 밑으로 1m되는 위치에서 자른다. 잘려진 아래쪽을 밑으로 하여 패트병에다 넣는다. 패트병은 일부분을 흙에 묻어 고정시킨다. 이렇게 하룻밤을 두면 0.6kg정도의 수세미 즙을 얻을 수가 있다.

② 신선한 수세미 즙을 거즈로 걸러서 깨끗하게 한 뒤 냉장고에 넣어 두고 여러 번을 나누어서 얼굴에 바른다.

③ 수세미 즙의 부패를 방지하려면 붕산을 약간 섞으면 된다. 또 수세미 외즙을 글리세린, 알콜과 배합하면 훌륭한 화장수가 된다.

④ 수세미 외 즙을 일반 화장수에 섞으면 수분을 유지시키며 소염효과가 있게 된다.

❾ 주름살을 감소하는 **식초계란**

일본의 어느 의학 전문가는 식초에 재운 계란에 훌륭한 미용 효과가 있음을 발견하여 세계적인 관심을 모았던 적이 있다.

그 실체를 소개하면 다음과 같다.

- **처방** : 식초 1kg(양조식초나 과일식초 등 완전한 자연식초여야 한다), 계란 적당량(식초에 완전히 잠기게 한다).

- **만드는 법** : 계란을 식초에 담근 지 일주일이 지나면 계란 껍질이 완전히 벗겨지고 얇은 속껍질만 남아 계란을 싸고 있을 뿐이다. 이때 계란을 꺼내어 속껍질만 남아 계란을 싸고 있을 뿐이다. 이때 계란을 꺼내어 구멍을 낸 뒤 매일 작은 스푼 하나 정도를 덜어낸다. 식초도 작은 스푼 하나 정도를 떠내어 함께 끓는 물에 섞어서 마신다.

- **효능** : 이 식초 계란을 꾸준히 복용하면 피부가 고와지고 희어지면서 부드러워진다. 식초 계란의 작용은 계란 껍질 속의 칼슘이 교질(膠質) 상태로 식초 속에 녹게 되는데 이 교질은 인체를 알카리성으로 유지시킨다. 이로 인하여 세포의 활력이 증강되고 피부 노화와 주름살의 생성을 방지하며 기미나 주근깨, 검버섯 등도 제거하게 되는 것이다.

해설   식초로 계란을 완전히 잠기게 한 뒤 매일 젓가락으로 한번 휘저으며 뒤집어준다. 마실 때는 식초를 휘저어서 칼슘이 골고루 섞이게 해야 한다.

❿ 주름살을 감소시키는 계란팩

계란을 얼굴에 바르면 주름살을 감소시키면서 피부를 곱고 희게 하는 미백효과가 있다.

- **재료** : 계란 흰자위 1개, 고운 소금 · 벌꿀 각각 1/2스푼.
- **만드는 법** : 이상의 재료를 골고루 섞은 뒤 매일 한 번씩 얼굴에 펴 바른다. 4~5일간 행한 뒤 3일간 멈춘다. 그런 다음에 다시 얼굴에 바른다. 이렇게 4~5주간을 계속 하면 얼굴의 잔주름이 없어지게 된다.

또 다른 방법은 계란 노른자위에 흑설탕을 약간 섞어서 골고루 버무린 뒤 얼굴에 펴바른다. 30분 정도 지나면 미지근한 물로 씻어낸다. 이렇게 2~3주간 행하면 피부가 차츰 희어지며 주름살이 예방되고 감소한다. 특히 햇볕에 그을려 검게 탄 피부를 희게 해준다.

05

피부를 희게 하는
자연식품 17가지

❶ 옥처럼 희게하는 녹두미백산

녹두는 영양이 풍부하다. 단백질, 지방, 당류가 풍부하게 함유돼 있을
뿐만 아니라 대량의 칼슘이나 인, 철분, 그리고 각종 비타민이 들어있다.

한의학에서 녹두가 열을 내리고 더위를 해소하며 이뇨작용으로 부종
을 가라앉히면서 간을 맑히는 등의 작용이 있는 것으로 본다. 특히 각종
피부질환에 대하여 뚜렷한 치료작용이 있다고 했다.

따라서 녹두미백산은 예로부터 널리 이용되어 온 미용 비방 중 한 가
지이다.

- **처방** : 백정향 · 백강잠 · 흰나팔꽃 씨 · 백질려 각각 150g, 백지 50g,
  백부자 · 백복령 각각 25g, 녹두 적당량.
- **만드는 법** : 녹두와 약재들을 고운 가루로 갈아놓는다.
- **사용법** : 매이 아침 약재 가루를 적당히 덜어낸 뒤 물에 개어서 얼

굴에 골고루 문지르며 씻는다.

• 효능 : 피부를 윤택하게 하고 기름기를 제거한다. 따라서 이 처방을 즐겨 쓰면 얼굴이 옥같이 희어지고 검버섯이나 기미, 주근깨, 여드름 등이 치료된다.

❷ 미백효과가 뛰어난 흑목이버섯 대추탕

흑목이버섯은 몸을 보(補)하며 미용에 뛰어난 효과가 있는 식품이다. 흑목이버섯에는 단백질, 지방, 탄수화물, 칼슘, 인, 철분, 그리고 각종 비타민과 카로틴 등 다양한 성분들이 함유돼 있기 때문이다.

한의학에서 보는 흑목이버섯은 효능은 음(陰)을 자양하고 위장의 기능을 도우며 화혈(和血)작용을 한다. 또한 폐(肺)를 윤택하게 하고 소화를 돕는 특수한 효능도 가지고 있다.

특히 흑목이버섯은 균종류이면서도 교질(膠質)의 성질을 가지고 있어 중기(中氣)를 도우고 조화롭게 하는 작용을 발휘한다.

이러한 흑목이버섯과 비장과 위장의 기능을 돕는 대추를 함께 끓여 복용하면 혈맥(血脈)을 시원하게 소통하여 혈어(血瘀)로 인해 형성된 각종 검버섯이나 기미 등을 제거하는 효과를 나타내게 된다. 특히 피부를 희게 해주는 미백효과가 뛰어나다.

• 처방 : 흑목이버섯 30g, 대추 20개.

• 만드는 법 : 흑목이버섯을 물에 불린 다음 깨끗이 씻는다. 대추는 씨앗을 제거하고 목이버섯과 함께 물을 적당히 붓고 끓인다.

• 복용법 : 매일 아침과 저녁에 각각 작은 그릇으로 한 그릇씩을 먹는

다.

❸ 얼굴을 희게하는 호박씨 석류껍질가루

- **처방** : 마름 · 백부자 · 석류껍질 · 호박씨 각각 500g, 소주 500g
- **만드는 법** : 이상의 약재를 분말로 갈아서 병에 담은 뒤 소주를 부어서 37일간 그대로 둔다.
- **사용법** : 아침과 저녁에 세안을 한 뒤 이를 조금 덜어서 얼굴에 문지른다.

해 설 이 처방에 쓰인 마름과 백부자는 피부 미용에 확실한 효과가 있는 한약재이다. 옛 한의서인 〈약성본초(藥性本草)〉에 의하면 마름은 여드름을 치료하고 피부를 곱고 매끈하게 한다고 적혀 있다. 〈일화자본초(日華子本草)〉에서도 마름이 모든 풍(風)과 냉기(冷氣), 검버섯, 주근깨, 기미 등을 치료한다고 적혀 있다.

또한 〈약성가(藥性歌)〉에서는 백부자의 미용 효과에 대해 언급돼 있는데 이 기록에 따르면 백부자는 혈색이 없어 창백한 질환이나 풍(風)으로 인해 빚어진 부스럼을 치료한다고 했다.

한편 이 처방에 쓰인 석류 껍질은 맛이 시고 떫다. 성질이 따뜻해 신장을 보(補)하는 작용이 강하다. 따라서 정력을 다지고 장(腸)을 수렴하므로 유정(遺精)을 치료하는 효과가 뛰어나다.

현대 약리학 연구에 따르면 석류 껍질에는 항균작용이 있고 피부를 자양하는 효과가 탁월한 것으로 밝혀졌다.

호박씨 또한 예로부터 피부를 곱게 하고 아름답게하는데 훌륭한 약재이다.

따라서 이 처방에 쓰인 네 가지 재료는 모두 피부를 곱게 하고 부드럽게 하며 얼굴을 희고 탄력있게 하는 효과가 있어 일주일간만 사용해도 놀라운 효과를 발휘한다.

❹ 검버섯 · 기미 없애는 초반하

이 미용요법은 〈본초강목(本草綱目)〉에 기록돼 있는 피부 미용법이다.

- **처방** : 반하 적당량, 양조식초 또는 과일식도 적당량(식초는 순수한 자연식초여야 한다), 쥐엄나무 열매 적당량.
- **만드는 법** : 반하를 고운 가루로 만들어 식초와 버무려서 초저녁에 얼굴에 바른다. 그리고 잠자리에 들 때 쥐엄나무 열매 끓인 물로 씻어내면 된다.
- **효능** : 반하(半夏)는 맛이 맵고 성질이 더워 습(濕)을 제거하고 담(痰)을 삭힌다. 또 비장과 위장을 튼튼하게 하고 조화롭게 하며 구역질과 구토를 멎게 하는 작용이 있다. 옛 한의서인 〈명의별록(名醫別錄)〉의 기록에 의하면 반하는 얼굴을 곱게 하고 아름답게 하는 효과가 있다고 했다. 여기에다 어(瘀)를 해소하고 해독시키는 식초를 배합함으로써 더욱더 뛰어난 미용 효과를 발휘하게 되는 것이다.

❺ 얼굴을 희게하는 무즙

무즙 미용법은 〈성제총록(聖劑總錄)〉에 기록돼 있는 미용법으로 얼굴을 희게 하고 깨끗하게 하는 효능을 발휘한다.

- **만드는 법** : 껍질이 푸른 무를 깨끗이 씻은 다음 그 즙을 짜낸다. 이를 매일 3~4컵씩 마신다. 5~6주간을 1단계 치료과정으로 한다.
- **효능** : 검버섯을 없애주는 효능이 있다. 특히 피부가 거칠고 윤기가 없는 경우를 개선하는 효과가 뛰어나다.

해 설   무에 함유돼 있는 비타민 C의 함량은 사과의 10배에 이른다. 무에는 또 칼슘, 인, 칼륨, 철분, 그리고 조섬유, 목질성분, 산화효소 등 다양한 성분이 함유돼 있다. 이러한 특성으로 인해 무는 중기(中氣)의 흐름을 원활히 하고 음식을 소화시키는 소통작용도 뛰어나다. 따라서 무는 얼굴색이 검거나 검버섯, 기미 등이 생기고 또 피부가 거칠어지는 증상을 개선시킨다.

이러한 증상들은 모두 살갗의 기혈(氣血) 흐름이 원활하게 유통되지 않아 빚어지는데 무가 그 원인을 해소시키는 작용이 있기 때문이다.

따라서 평소 무즙을 즐겨 마시고 생무를 자주 먹으면 피부의 기혈 운행을 개선시켜서 피부를 곱게 탄력이 넘치게 하며 아름답고 희게 하기도 한다.

❻ 하얀 피부 만드는 귤껍질 가루 팩

• **재료** : 귤껍질 · 호박씨 각각 50g, 복숭아꽃 60g, 계란 흰자위 · 벌꿀
  각각 약간.
• **만드는 법** : 귤껍질과 호박씨, 복숭아 꽃을 바삭 말린 뒤 곱게 갈아
  서 보관한다.

해 설   이 처방은 수양제(隋煬帝)시대 후궁과 빈(嬪)들을 위하여 어
의가 만들어낸 처방으로 피부의 미백효과가 뛰어난 미용 처방이다.

❼ 백옥같은 피부 만드는 꽃가루팩

• **처방** : 호박씨 · 복사꽃 각각 200g, 백양나무껍질 100g, 계란 흰자위
  적당량.
• **만드는 법** : 이상의 재료를 고운 가루로 만들어 둔다.
• **사용법** : 매일 밤 잠자리에 들기 전 가루를 계란 흰자위에 개어서
  얼굴에 바르고 잔다. 다음날 아침 미지근한 물로 씻어내면 된다. 이
  와 동시에 이 분말을 하루 3회, 매회 1g씩을 청주로 복용한다. 이때
  청주는 따뜻하게 데워서 복요해야 한다.

해 설   이 처방은 옛 한의서인 〈주후비급방〉에서 나온 것이다. 처방
에 응용된 백양나무껍질은 풍(風)을 몰아내고 활혈(活血)시키는 효능이
있고 또 담(痰)을 제거하기도 한다.

  호박씨는 통증을 해소하고 수(水)의 배출을 원활히 하며 폐(肺)를 윤택
하게 하여 기침을 멎게 한다. 〈식료본초(食療本草)〉에 의하면 호박씨가

사람의 얼굴을 백옥처럼 희게 한다고 적혀 있다.

한편 복숭아 꽃은 활혈(活血)하고 어(瘀)를 몰아내며 안색을 곱게 하는 효능이 있다. 따라서 이 세 가지의 재료가 한데 배합됨으로써 만들어진 이 처방은 피부를 희고 곱게 하는데 뛰어난 미용효과를 발휘한다.

❽ 색소 침착 없애주는 레몬

레몬은 맛이 시큼하면서 약간 쓰고 레몬산의 보고이다. 레몬산은 가장 좋은 과일산으로 각종 미용 화중품의 첨가제로 광범위 하게 응용되고 있는 재료다. 그런 탓에 레몬은 고대 희랍시대 때부터 미용의 과일로 불려져 내려오고 있다.

이러한 레몬에는 강력한 살균작용이 있다. 실험에 따르면 산도가 비교적 강한 레몬즙은 15분 이내에 바다의 어패류에 들어있는 모든 세균을 죽일 수 있는 것으로 밝혀져 있다.

특히 미국의 의학자들은 레몬즙이 신장결석을 치료하고 일부만성 신장 결석 환자의 결석을 배출시킨다는 사실을 발견해내기도 했다.

지금까지의 연구 결과 밝혀진 바에 의하면 레몬에는 당분, 칼슘, 인, 철분, 비타민 B_1, B_2, 비타민 C, 구연산 등 다양한 성분이 함유돼 있는 것으로 나타났다. 그 뿐만이 아니다. 이밖에도 비교적 많은 유기산 등 여러 가지 성분이 들어있는데 그중에서 레몬산이 가장 많은 것으로 밝혀졌다.

이러한 레몬산은 피부에 색소가 침착되지 않게 예방을 하고 제거하는 작용을 발휘한다. 어느 연구 보고에 의하면 연극 배우들이 장기간에 걸쳐 납 성분이 들어있는 화장품을 많이 쓴 경우 피부에 색소 침착이 나타나고 심지어 얼룩무늬까지 형성되는 경우가 있다. 이때 레몬산으로 만들어진 화장품을 사용하면 납 성분이 피부에 일으키는 각종 불량반응을 해소하거나 감소시키면서 피부를 매끈하고 탄력있게 변화시켜 주는 것으로 나타났다고 발표했다.

레몬산 미용법 활용법

① 레몬즙 2스푼을 우유 한 컵에 섞어서 날마다 아침에 마신다.
② 레몬즙에 계란 흰자위를 섞어서 얼굴에 맛사지를 행한다.

⊜ 아름다운 피부 가꾸는 참깨

참깨는 호마과(胡麻科) 초본식물(草本食物) 지마(脂麻)의 씨앗으로 검은 색과 흰색 두 종류가 있다. 이 두 종류의 약성은 약간 다르다. 그런데 한방의 식이요법에는 일반적으로 검은 깨가 더 널리 응용되며 효과 또한 더 뛰어난 것으로 알려져 있다.

〈신농본초경(神農本草經)〉에 의하면 참깨의 효능은 다음과 같다.

"참깨는 간장과 신장을 보(補)하고 도우며 오장육부를 윤택하게 한다. 정수(精髓)를 채우고 근육과 뼈를 튼튼하게 한다. 또 눈과 귀를 밝게 하고 머리를 검게 하는 효능이 있다." 고 했다.

현대 약리학 연구에서도 참깨의 효능은 실로 놀랍다. 그동안의 연구 결과 밝혀진 바에 의하면 참깨에는 영양이 풍부한 천연의 보고임이 입증되었기 때문이다. 따라서 참깨를 늘 복용하면 머리카락이 검어지고 윤기가 나며 오장육부의 기능을 조화롭게 한다. 특히 여성의 피부를 자양하여 한층 더 희고 깨끗하며 부드럽고 아름다운 얼굴을 간직하게 하는 효과가 있다.

이러한 참깨의 성분은 지방이 60%를 차지한다. 이외에 토코페롤, 비타민 E, 레시틴, 단백질, 칼슘 등 다양한 성분들로 구성돼 있다.

참깨 미용법 활용례

① 간장과 신장이 허(虛)하고 부족하여 빚어진 어지러움증과 허리가 시큰하고 무기력한 증상에는 생참깨를 찧어서 쌀로 죽을 쑤어 먹으면 된다.

② 대장의 건조로 빚어진 변비나 이로 인하여 얼굴이 푸석한 경우에는 깨를 볶아서 가루로 만든 뒤 설탕을 약간 타서 물로 복용한다. 이 요법은 병후나 산후의 진액(津液) 부족과 혈액부족을 다스리고 변비증상에도 효과가 있다. 또 피부가 건조하고 윤기가 없으며 기미 등 각종 잡티가 나타날 때에도 꾸준히 복용하면 개선 효과가 있다.

그것은 참깨에 함유돼 있는 지방 때문이다. 이 지방은 양혈(養血)하고 피부를 윤택하게 하여 피부의 아름다움을 가꿔주기 때문이다.

⑩ 멜라닌 색소를 억제하는 요구르트

요구르트는 우유가 유산균에 의해 발효되면서 만들어진 것으로 영양가는 우유보다 높다. 요구르트는 저당(低糖)에 고단위의 비타민 A, C와 E 등이 함유돼 있기 때문이다. 특히 요구르트의 단백질은 이미 미세한 응

결체로 결합되어 있어 위장에서의 흡수율이 높은 편이다. 그 뿐만이 아니다. 풍부한 칼슘의 흡수율도 우유보다 훨씬 높다.

따라서 요구르트를 장기간 복용하면 뼈와 신체를 건강하게 하고 그 유효성분이 피부 미용에도 좋은 영향을 미친다. 무엇보다 피부 세포 속의 멜라닌 색소 형성을 저하시켜 피부를 곱고 희게 하며 탄력이 있게 하여 주름살의 발생도 막아주는 역할을 한다.

이러한 요구르트 미용법은 복용하는 것 외에도 남은 것을 얼굴에 바르고 10~20분 정도 있다가 냉수로 씻어내면 피부가 부드러워지고 윤기가 흐르게 되는 효과가 있기도 하다.

⑪ 피부를 희게 하는 토마토

토마토는 일반 가정에서 널리 쓰이는 채소이면서 과일로도 먹을 수 있는 식품이다. 이러한 토마토에는 영양이 풍부하기 때문에 황금색 사과라고도 한다. 그도 그럴 것이 토마토에는 의학적인 효능이 있을 뿐만 아니라 피부를 깨끗하게 하는 뛰어난 미용 기능을 가지고 있다.

현대 약리학적인 연구 결과에 의하면 토마토에는 혈압을 내리게 하는 작용이 있고 모세혈관의 침투성과 콜레스테롤을 감소시키는 효과가 있는 것으로 밝혀지기도 했다. 그래서 고혈압이나 관상동맥경화증을 앓고 있는 환자에게 좋은 식품으로 각광을 받고 있다.

이러한 토마토를 직접 미용에 응용할 때는 완전히 익지 않은 토마토에 벌꿀을 약간 넣은 다음 으깨어서 얼굴과 목, 양손, 팔 등의 부위에 바르고 20분 정도 지난 뒤 냉수로 씻어내면 된다. 이렇게 하면 피부에 미백효과가 있고부드러워지며 잔주름 또한 제거할 수가 있다.

⑫ 피부를 희고 탄력있게 하는 미용식품 9가지

♧ **당근** : 당근은 피부를 윤택하게 하는 효과가 뛰어나기 때문에 미용의 채소라 할 수 있다. 이러한 당근의 미용법은 당근을 강판에 갈아서 팩을 하거나 당근즙 맛사지를 해주면 된다. 특히 당근 미용법은 잔주름이나 기미를 없애주는 효과가 뛰어나다.

♧ **아스파라거스** : 아스파라거스는 요드의 함량이 풍부하여 노쇠를 완화하고 심혈관 질병을 예방하고 치료하는 효능이 있다.

♧ **고구마** : 점단백질과 카로틴, 그리고 비타민 A, B_1, C, E, 식물섬유가 대량으로 함유돼 있다. 이러한 고구마의 유효성분은 콜레스테롤을 저하시키고 피하지방을 감소시키는 효능이 있다. 또 중초(中焦)를 보하고 기(氣)를 북돋우며 피부의 미백에 효과가 뛰어나다.

♧ **송이버섯** : 영양이 풍부하고 단백질과 비타민군이 풍부하게 함유돼 있다. 특히 지방 함유량이 낮으며 콜레스테롤이 없어 노쇠를 예방하고 주름살의 형성을 완화시키는 효능이 있다.

♧ **앵두** : 함유된 미량원소는 사과와 귤보다 20배 정도 더 많다. 그러므로 혈홍단백(血紅蛋白)의 행성을 촉진시키면서 보혈(補血)하고 피부 미용에도 좋은 효과를 발휘한다.

♧ **오매** : 오매의 유효성분은 노쇠를 완화하고 생기(生機)를 불어 넣는다. 따라서 오매를 복용하면 전신의 조직세포가 젊어지고 피부 또한 불그스레 윤기가 난다.

♣ 오디 : 흑자색의 오디는 미용식으로도 훌륭한 효과가 있다. 오디는 또한 간장과 신장을 보하고 유익하게 하는 작용을 한다. 단, 비장과 위장이 허(虛)하고 냉한 사람은 많이 먹어서는 안된다.

♣ 잣, 호두 : 잣과 호두는 모두 얼굴색을 좋게 하고 피부를 윤택하게 한다. 이는 잣과 호두에 불포화지방산이 대량으로 함유돼 있기 때문이다. 이로 인해 피부를 곱게 하고 탄력이 넘치게 하는데 가장 좋은 식품이다. 특히 이 두 식품은 머리카락을 검게 하고 윤기가 흐르게 하는 효능도 있다.

♣ 호박씨 : 호박씨의 유효성분은 여성의 얼굴색을 불그스레하게 한다. 또 호박 속을 파내어 세안을 하면 피부를 부드럽고 희게 하며 윤택하게 한다. 또 주름살과 기미 등에도 좋은 효과가 있다.

⑬ 노화를 예방하는 돼지 족 교질식품

돼지 족에는 풍부한 대분자(大分子) 성질인 교질단백(膠質蛋白)이 함유돼 있어 뚜렷한 미용 효과가 있다.

돼지 족은 대부분 돼지 껍질로 이루어져 있는데 돼지 껍질 속에는 대량의 교질단백질이 함유돼 있어 위장에 흡수되면서 건강에 유익한 영향을 미친다.

특히 피부 미용에 좋은 영향을 미친다. 피부 조직을 윤택하게 하고 또 수분을 저장하여 보습하는 능력이 있어 피부에 주름살이 생기지 않게 하기 때문이다.

이 뿐만이 아니다. 돼지 족에는 또 탄력단백질(彈力蛋白質)이 대량으로 함유돼 있는데 이 역시 피부 조직 속의 중요한 성분이다. 이는 피부의 유연성을 증가시키고 혈액순환을 촉진하여 신진대사가 잘 이루어지도록 하는 작용을 한다.

따라서 여성이 돼지 족을 자주 먹으면 주름살이 없어지고 부드러워지며 고와지게 되는 효과가 있다.

실제로 한 연구 결과에 의하면 돼지 족 100g당 단백질은 약 20g, 지방은 22g, 탄수화물은 5g 가량이 들어있는 것으로 밝혀졌다. 이들 유효성분 모두는 인체가 필요로 하는 영양소들이다.

그런데 지방질의 함량이 좀 높은 게 흠이라면 흠이다. 따라서 심장혈관질병을 앓고 있는 사람은 너무 많이 먹어서는 안된다.

이밖에도 돼지 족에는 매우 풍부한 광물질이 함유돼 있다. 칼륨, 마그네슘, 인, 철분 등이 그것들이다. 또한 비타민군도 대량으로 함유돼 있는데 그중에서도 특히 비타민 E는 피부의 노화를 더디게 하는 효과가 있어 여성을 더욱 젊고 아름답게 하는 역할을 한다.

⑭ 얼굴색을 곱게 하는 토끼고기

토끼고기는 미용고기로 불릴 만큼 뛰어난 미용 효과를 지닌 식품이다. 그 이유는 토끼고기가 고단백, 저지방의 특성을 띄고 있기 때문이다.

현대 약리학 연구에 의하면 토끼고기에는 단백질이 22%나 함유돼있어 닭, 소, 양 등 다른 육류식품을 훨씬 능가하는 것으로 드러났다. 그런 반면 지방의 함유량은 겨우 4% 정도밖에 되지 않아 기타 육류보다 훨씬 낮은 것으로 밝혀졌던 것이다.

그 뿐만이 아니다. 토끼고기에는 또 레시틴이 대량으로 함유돼있고 콜레스테롤은 낮아 그야말로 최고의 건강식품으로 인정을 받고 있다.

이러한 토끼고기를 자주 먹으면 고혈압과 관상동맥경화증, 고지혈증 등 현대 성인병을 예방하는 효과가 뛰어나다. 특히 인체에 필수적인 아미노산이나 미량원소 등이 다양하게 함유돼 있어 인체의 면역기능을 높여주는 식품으로 그 진가가 높다.

그것은 피부 미용에도 좋은 영향을 미친다. 얼굴색을 아름답게 하며 피부에 탄력을 더해주는 훌륭한 미용식이기 때문이다.

⑮ 부드러운 피부 만드는 식초 미용법

식초는 쌀, 보리, 수수, 술 찌꺼기, 곡주 등으로 빚어낸 액체 식품으로 일반 가정에서 필수적인 조미료이다. 이러한 식초는 의료와 미용효과 또한 탁월하여 널리 응용되고 있는 실정이다.

한의학에서는 식초가 종양을 제거하고 소화작용을 촉진시키며 생선이나 육류, 채소 등의 벌레독을 해소시키는 것으로 그 약효를 인정하고 있다. 현대 약리학 연구에 의하면 식초의 주성분인 초산(醋酸)은 상당히 강력한 살균효과를 가지고 있는 것으로 입증되었다. 그리고 식초에 함유돼 있는 기타 유효성분은 모발이나 피부에도 훌륭한 미용과 보호작용을 발휘하는 것으로 드러났던 것이다.

식초의 미용효과는 거친 피부를 부드럽게 하고 주름살을 없애준다는 점이다. 예를 들어 식초와 글리세린을 5:1의 비율로 혼합한 액체를 꾸준히 바르면 피부가 부드러워지고 고와지며 주름살이 없어지기 때문이다.

또 날마다 식초를 섞은 따뜻한 물로 머리를 감으면 탈모가 예방되고 가려움증과 비듬이 없어지며 머릿결에 윤기가 흐르게 된다.

⑯ 피부의 탄력을 더해주는 미강팩

미강(米糠)에는 단백질, 지방, 회분, 탄수화물, 칼슘, 인, 철분, 나트륨, 칼륨을 비롯하여 비타민 A, B_1, B_2, 니코틴산 등 다양한 영양성분이 함유 돼 있다. 그중에서도 피부에 유익한 작용을 하는 비타민 B_2가 상당히 많이 함유돼 있다.

이로 인해 주름살과 검버섯, 주근깨 등을 없애거나 예방하는 효능이 매우 뛰어나다. 이러한 미강을 이용하여 팩을 할 수 있는 방법을 소개하면 다음과 같다.

• 만드는 법 : 미강과 밀가루를 6:4의 비율로 혼합한 다음 20~30분간 그대로 둔다. 그런 다음 이 재료에 물을 부으면서 젓는다. 이때 물의 양은 매우 중요하다. 너무 적으면 응고가 될 수 있고 너무 많이 부으면 끈적거리는 성질이 없어지기 때문이다. 이럴 때는 팩제로는 적당하지 않다. 물을 서서히 부으면서 너무 묽지 않도록 한다는 원칙 아래서 풀처럼 개어 놓으면 된다.
이렇게 만들어진 팩은 효과가 매우 뛰어나다. 단, 미강은 반드시 신선해야 하고 개어놓은 것을 하룻동안 묵혀서는 안된다. 효과가 떨어지기 때문이다.

• 사용법 : 먼저 비누로 얼굴을 말끔히 씻어낸 뒤 즉시 미강팩을 얼굴에 골고루 펴 바른다. 바르는 방법은 부드러운 솔로 발라 주어야 한

다. 단, 눈썹이나 입술, 눈 주위에는 바르지 않도록 한다. 왜냐하면 입술점막과 눈, 눈썹 주위의 피부는 매우 얇아서 자극을 쉽게 받으므로 부작용이 있을 수 있기 때문이다. 한편 바르는 게 효과면에서 좋다. 바르고 나서 얼굴을 위로 하고 반듯하게 10분간 누워 있는다. 물론 얼굴 근육은 반드시 움직이지 않아야 된다. 10분이 지난 뒤 손으로 팩을 만져보아 말랐으면 욕실로 가서 씻어내면 된다.

씻을 때는 너무 힘을 주지 않도록 하며 팩제가 완전히 씻어지지 않도록 한다. 다 씻은 뒤에는 수건으로 얼굴을 닦고 얼굴을 가볍게 두드려주면서 맛사지를 하면 된다.

이 방법대로 일주일에 적어도 2회 이상을 행하고 2개월이 지나면 피부에 생기가 감돌면서 매끈해지고 윤택함이 있게 된다. 또 4주일이 지나면 잔주름과 검버섯도 말끔히 사라지게 된다.

단, 피부가 민감한 사람은 일주일에 한 번만 행하고 시간도 반으로 줄여 5~6분간이면 적당하다. 또 미강팩에 계란 흰자위를 섞어서 사용해도 된다.

⑰ 노화를 예방하는 맛사지 안마법

피부에 올바른 맛사지와 안마를 행하면 혈액순환을 촉진하게 되어 피부와 피하조직의 노화를 방지하고 살결의 부드러움을 유지시켜 줄 뿐만 아니라 주름살을 예방하는 효과가 있다. 또 이미 형성된 잔주름까지도 없앨 수가 있다.

이러한 효과를 발휘하는 맛사지 안마법의 요령을 터득하여 행하면서 미강팩을 병행하면 피부의 아름다움은 배 이상으로 그 효과를 거두게 될 것이다.

맛사지 안마법 하는 요령

① 뜨거운 수건으로 얼굴을 덮으면 근육의 경질을 막아주고 피부 긴장을 해소하므로 맛사지 안마의 효과가 나타난다.

　단, 목욕을 한 뒤이거나 더운 물로 세안을 했을 때는 이를 생략해도 된다.

② 맛사지 크림을 얼굴에 충분히 바른다. 그래야만 손가락의 활동이 비교적 매끄럽고 윤활하게 되기 때문이다.

③ 안마를 행할 때는 식지와 중지, 무명지 세 손가락의 지문면으로 피부에 가볍게 접촉하도록 한다.

④ 이마와 눈 주위, 코 주위, 입술 주위의 순서로 해서 맛사지 안마를 행한다.

해 설　　맛사지 안마는 잠자리에 들기 전에 행하는 게 좋다. 시간은 5분 정도면 충분하다. 살결과 근육이 유난히 피로하다고 느끼지 않으면 날마다 한 번씩 행하고 시간은 10분간이 적절하다.

　이러한 맛사지 안마의 효과를 극대화 하기 위해서는 손 끝에 힘을 너무 주지 말아야 하며 피부가 시원하고 홀가분하게 하는 것이 가장 이상적인 방법이다. 이렇게 해서 맛사지가 끝나면 맛사지 크림을 말끔히 닦아내야 한다.

　맛사지 안마를 시작한 첫 일주일간 또는 1개월 동안에 그 효과가 두드러지게 나타나지 않을 수도 있다. 그러나 지속적으로 2~3개월을 시행하면 그 효과는 분명히 나타난다. 잔주름이 사라지고 피부가 매끈해지며 탄력이 있게 될 것이다.

여기에다 미강팩의 효과까지 더해지면 상상외로 아름다운 피부를 소유하게 될 것이다. 또 일상생활에서 생선을 먹을 때 비타민 B_2 식품을 많이 먹으면 피부 미용에 뛰어난 효과가 있다. 비타민 B_2가 들어있는 식품으로는 청어나 계란, 발효콩, 동물간, 장어, 멸치 등이다.

특히 이들 생선의 껍질에 비타민 B_2가 다량 함유돼 있다. 병어나 가자미, 고등어, 꽁치 등의 생선 껍질에는 육류와 맞먹는 비타민 B_2가 함유돼 있는 것으로 알려져 있다.

따라서 주름살을 없애주고 기미나 검버섯 등을 제거하기 위해서는 주로 버려지고 있는 생선 껍질을 많이 먹는 것이 또하나의 비결이다.

06

기미 · 검버섯 없애는
자연식품 15가지

기미는 의학적으로 간반점(肝斑點)이라고 부르며 주로 여성에게서 많이 발생되고 있다. 일반적으로 30세 무렵의 여성에게서 비교적 많이 발생되며 간혹 20대에 나타나는 경우도 있다.

기미의 발병 원인은 비교적 복잡하다. 한의학에서는 기미가 간기(肝氣)의 소통이 원활하지 못한 것과 연관이 깊은 것으로 본다. 간(肝)이 조절과 소통의 기능을 상실하면 기혈(氣血)의 운행이 원활하지 못하여 얼굴색이 어두워지게 되고 기미 또한 발생한다는 시각이다.

현대 의학에서는 이를 내분비 이상이라고 한다. 여성의 임신 기간 중에는 일반적으로 프로게스테론의 농도가 상승되고 뇌하수체전엽(腦下垂體前葉)에서 분비되는 멜라닌 세포를 자극시키는 호르몬의 분비가 지나치게 증가되는데 이로 인해 기미 등이 나타나게 된다는 관점이다.

이외에도 일부 만성질환 혹은 어떤 약을 장기간 복용한 나머지 약물성 중독을 일으킬 때 기미가 발생하기도 한다.

이렇듯 다양한 발생원인에 따라 효과적인 자연 식품요법을 활용하면 기미를 개선하는데 많은 도움이 된다.

❶ 기미를 개선하는 산사 귤껍질차

- **처방** : 산사 · 귤껍질 각각 적당량, 벌꿀 약간.
- **만드는 법** : 산사와 귤껍질을 물로 달여서 식으면 거즈로 그 즙을 걸러낸다. 여기에 벌꿀을 섞어서 마시면 된다.
- **효능** : 산사는 소화와 소통능력이 뛰어나고 귤껍질은 기(氣)를 다스리는 데에 효과가 탁월하다. 또한 비타민 C가 풍부하게 함유돼 있어 피부 속에 멜라닌 색소의 형성을 억제한다. 이로 말미암아 멜라닌 색소가 피부 속에서 만성적으로 침착되는 것을 막아줌으로써 기민의 생성을 감소시키게 되는 것이다.

❷ 멜라닌 색소의 침착을 방지하는 기미해소탕

- **처방** : 수세미 외 속 · 백봉령 · 강잠 각각 10g, 대추 10개, 흰국화 10g
- **만드는 법** : 대추와 국화를 제외한 나머지 세 가지 약재를 물로 달인 뒤 대추와 흰국화를 넣고 다시 5분간 더 달인다. 그런 다음 그 즙을 걸러낸 뒤 다시 한 번 물을 붓고 더 달여서 즙을 걸러내어 함께 섞는다. 이를 아침과 저녁 식사 후에 한잔씩 마신다. 15일간을 1단계 지료과정으로 하는데 2~3단계를 복용한다.

❸ 기미, 검버섯을 제거하는 완두

완두콩은 줄기와 싹이 유약하고 구부러져 있기 때문에 완두로 불린다. 단백질, 지방, 당류, 칼슘, 인, 철분 등이 풍부하게 함유돼 있어 예로부터 사람들이 즐겨 먹었던 콩의 한 종류이다. 완두의 부드러운 싹인 잎은 반찬으로 먹을 수가 있으며 냄새와 맛이 향긋하다. 이렇듯 완두의 식용 방법은 상당히 광범위하다.

이러한 완두는 성질이 평(平)하고 맛은 달다. 주로 오장육부를 조화롭게 하고 중기(中氣)를 보하며 돕는 작용이 있다. 〈본초강목(本草綱目)〉의 기록에 의하면 완두가 검버섯이나 기미, 주근깨를 제거하고 얼굴에 광택이 나게 한다고 적혀 있다. 그 활용 방법을 소개하면 다음과 같다.

- **처방** : 완두콩의 부드러운 싹 또는 완두콩 적당량.
- **만드는 법** : 이상의 재료를 찧어서 그 즙을 걸러낸 뒤 생즙을 마신다. 하루 2회 마시되 매회 찻잔 1/4의 양이면 된다. 2주일간을 1단계 치료과정으로 한다. 이를 즐겨 마시면 얼굴에 난 기미나 검버섯, 주근깨의 색깔이 엷어지게 하거나 사라지게 한다.

❹ 기미를 없애는 토사자

토사자는 맛이 맵고 달다. 성질은 약간 따뜻하다. 간장과 신장, 비장 등 삼경(三經)에 작용을 하며 신장을 보하는 데에 효과가 뛰어난 약재이다. 〈식료본초(食療本草)〉의 기록에 의하면 토사자는 몸에 유익하고 얼굴색을 곱게 하며 머리를 검게 한다고 적혀 있다.

현대 약리학 연구에서도 토사자는 미용의 중요한 약재로 인정을 받고 있다. 복용을 해도 되고 피부에 발라도 좋은 효과를 나타낸다.

이러한 토사자를 이용한 미용 건강법을 소개하면 다음과 같다.

- 처방 : 토사자 15g, 여정자 12g, 한련초 · 당귀 · 백작약 각각 10g, · 생지황 · 숙지황 · 하수오 각각 15g, 아교 · 구기자 각각 9g.
- 만드는 법 : 이상의 약재를 물로 달여서 그 즙을 걸러낸다. 이를 매일 아침 공복에 복용한다.
- 효능 : 이 처방은 신음(腎陰)을 자양하고 보하며 보혈(補血), 양혈(養血)하고 얼굴색을 아름답게 한다. 특히 기미나 검버섯을 제거하는 작용이 있다. 15첩을 복용하면 기미가 감소되거나 사라지게 된다.

❺ 기미를 제거하는 누에 우유팩

- 처방 : 백강잠(누에 말린 것) · 백지 · 세신 각각 같은 양, 우유 적당량.
- 만드는 법 : 이상의 세 가지 약재를 가루로 만들어 우유에 섞는다.
- 사용법 : 밤에 잠자리에 들기 전 얼굴에 골고루 펴바르고 잔다. 다음날 아침 미지근한 물로 씻어내면 된다.

해설 백강잠(누에)의 미용작용은 예로부터 널리 알려져 왔었다. 신농본초경(神農本草經)에 의하면 누에가 검버섯이나 주근깨를 제거한다고 적혀 있고 〈본초경소(本草經疏)〉에는 다음과 같이 기록돼 있기도 하다.

"폐(肺)는 살갗을 주관하는데 풍사(風邪)가 들어오면 안색에 윤기가 없고 거칠어지며 어두워지게 된다. 그런데 백강잠의 맵고 더운 성질은 폐(肺)로 들어가 작용을 하며 피부에 침입한 풍사(風邪)를 몰아내기 때문에 기미, 주근깨, 검버섯을 제거하게 된다."고 했다.

또한 백지는 맛이 맵고 성질이 따뜻해 살갗의 풍한(風寒)을 흐트러뜨리면서 풍습(風濕)도 몰아내는 효능이 있다. 이로 말미암아 피부의 풍사(風邪)와 습열(濕熱)로 인해 빚어진 습열병과 소양증을 치료한다. 특히 백지는 활혈(活血)하고 농(膿)을 배출시키는 효능도 있다.

한편 세신은 맵고 따뜻한 성질로 막힌 것을 뚫어주고 풍한(風寒)을 몰아내는 작용이 있어 예로부터 피부를 윤택하게 하고 얼굴미용에 널리 쓰였던 약재 중 하나다. 단, 세신에는 약간의 독성이 함유돼 있기 때문에 복용시에는 주의를 기울여야 한다.

⑥ 주근깨, 기미를 제거하는 옥잠화

옥잠화(玉簪花)는 백학선화(白鶴仙化)라고도 부르는데 백화과 식물 옥잠(玉簪)의 꽃을 말한다. 꽃은 흰색이며 맑은 향기가 난다. 주로 열을 내리고 해독하며 몽아리와 종기가 가라앉히는 효능이 있다. 신선한 옥잠화 즙을 얼굴에 바르면 각종 피부질환을 예방하고 여드름을 없애준다. 특히 주근깨를 없애는데 다시 없는 좋은 처방이다.

  • **사용법** : 매일 아침 옥잠화를 몇잎 채취하여 그 즙을 짜낸다. 여기에 벌꿀을 섞은 다음 개어서 얼굴에 펴바른다. 옥잠화 꽃이 질 때까지 행하면 좋은 효과를 볼 수 있다.

❼ 기미, 검버섯 제거하는 살구씨, 백렴, 고령토

- **처방** : 살구씨 · 백렴 · 고령토 각각 25g.
- **만드는 법** : 이상의 재료를 가루로 만든 다음 계란 흰자위로 버무려 둔다.
- **사용법** : 매일 밤 잠자리에 들기 전 얼굴에 펴바르고 잔다. 다음날 아침 미지근한 물로 씻어내면 된다.
- **효능** : 이 처방은 피부를 깨끗하고 곱게 하는 작용이 있을 뿐만 아니라 얼굴에 팩을 하면 검버섯이나 기미를 제거하는 훌륭한 미백제이다. 기미나 검버섯, 사춘기 여드름에대하여 훌륭한 치료작용이 있다.

해설 이 처방에 쓰인 살구씨와 백렴은 열을 내리고 풍(風)을 몰아내는 효능이 있다. 또한 고령토는 예로부터 지혈하고 수렴작용을 하는데 효과가 뛰어난 약재로 알려져 있다. 현대 약리학 연구에 의하면 고령토는 피부를 자양하는 작용이 있는 것으로 밝혀지기도 했다. 따라서 이 처방을 꾸준히 활용하면 피부가 희어지고 부드러워지게 된다.

❽ 기미, 주근깨를 제거하는 녹두

- **처방** : 녹두 1000g, 연꽃 100g(건조된 것), 활석 · 백지 · 백부자 각각 0.5 g„ 밀타승 0.2g.
- **만드는 법** : 이상의 재료를 분말로 만들어둔다.
- **사용법** : 아침과 저녁에 세안을 한 뒤 가루를 조금 덜어내 물에 개

어서 얼굴을 골고루 문지른 다음 씻어낸다. 밤에는 벌꿀 도는 계란 흰자위로 개어서 크림처럼 얼굴에 바르고 잔다. 다음날 아침 미지근한 물로 씻어내면 된다.

해설 녹두를 주재료로 한 미용산(美容散)은 주로 풍(風)을 몰아내고 활혈(活血)하며 열을 내리고 해독시키는 효능이 있어 얼굴에 난 주근깨나 여드름, 기미나 검버섯 등을 치료하게 된다.

여기에다 풍(風)을 몰아내고 활혈(活血)하며 피부를 윤택하게 하고 얼굴을 희게 하는 연꽃을 배합하고 또 열을 내리고 수습(水濕)을 흡수시키는 작용이 있는 활석을 씀으로써 이 처방은 피부에 풍사(風邪)가 침범하여 빚어진 소양증 등을 치료하게 된다.

특히 백지와 백부자를 배합하여 피부의 풍사(風邪), 습열(濕熱), 부스럼 등 각종 피부질환을 치료하는 효능이 뛰어나다.

❾ 주근깨, 검버섯을 제거하는 수세미 외

수세미 외는 열을 내리고 해독하며 경락을 소통시킨다. 또 풍(風)을 몰아내며 부종을 해소한다. 수세미 외는 예로부터 그 효과를 널리 인정받아온 천연의 미용재료이다.

중국 명나라 때의 대의학자인 이시진은 〈본초강목(本草綱目)〉에서 수세미 외가 경락을 소통하고 혈맥(血脈)을 운행시킨다고 했다.

현대 약리학 연구에서도 수세미외즙에는 비타민 B, 비타민 C가 풍부하게 함유돼 있어 상피세포(上皮細胞)의 노호를 방지하고 사람의 피부를 곱고 부드럽게 하며 주름살을 감소시키는 것으로 밝혀졌다. 이러한 수세미 외로 주근깨나 검버섯을 없애는 방법을 소개하면 다음과 같다.

수세미 외 미용법

① 수세미 외100g(건조한 것)을 분말로 만든 다음 벌꿀 또는 계란 흰자위로 개어서 잠자리에 들 때 얼굴에 골고루 펴바른다. 다음날 아침 미지근한 물로 씻어내면 된다.

② 신선한 수세미 외를 잘라서 얼굴을 문지른다. 꾸준히 행하면 주근깨가 사라지게 된다.

⑩ 주근깨, 검버섯 제거하는 나팔꽃

나팔꽃 씨앗은 흑나팔꽃과 백나팔꽃의 두 종류로 나눌 수 있다. 한약 재료로는 흑축(黑丑), 혹은 백축(白丑)으로 부른다. 이 두 가지의 작용은 기본적으로 같다. 나팔꽃 씨에는 열을 제거하고 풍(風)을 몰아내며 수(水)의 배출을 원활히 하고 살충의 효능이 있다.

이를 피부 미용제로 활용할 때는 계란 흰자위와 배합하여 팩을 해주면 주근깨나 검버섯을 치료하게 된다.

• **처방** : 나팔꽃 씨, 계란 흰자위 적당량.

• **만드는 법** : 나팔꽃 씨를 가루로 만든 다음 계란 흰자위와 버무린다.

• **사용법** : 매일 밤 잠자리에 들 때 얼굴에 골고루 펴 바른다. 다음날 아침 미지근한 물로 씻어내면 된다. 단, 눈썹에 바르지 않도록 주의한다.

⑪ 검버섯, 주근깨를 없애는 식초

미용작용에 쓰이는 식초는 순곡으로 양조한 것이라야 한다. 일반적으로 옥수수 등 각종 잡곡, 과일, 술 등으로 빚은 식초가 미용작용이 뛰어나다.

식초의 효능은 주로 어(瘀)를 흩트리고 해독하며 살충과 지혈(止血), 연화(軟化)작용이 있다.

현대 약리학 연구 결과에 의하면 식초에 함유돼 있는 성분들은 사람의 인체에 유익한 작용을 하는 것으로 밝혀졌다.

- **처방** : 잡곡 또는 과일 식초 100g, 백출 50g
- **만드는 법** : 식초를 백출에 부어 20일 정도 담근 뒤 솜에 식초를 묻혀서 검버섯이나 기미, 주근깨가 난 부위에 바른다. 하루 2회씩 꾸준히 행하면 놀라운 효과를 볼 수 있다.

⑫ 기미, 주근깨를 없애는 쟈스민 씨앗

쟈스민은 자색 쟈스민이 좋다. 자색 쟈스민 씨앗은 열을 내리고 해독하면서 기미, 주근깨를 제거하는 작용이 있기 때문이다.

쟈스민 꽃은 비교적 특수하여 꽃을 피우는 시간도 제각각이다. 백쟈스민 꽃은 낮에 피고 자색 쟈스민 꽃은 밤에 피었다가 낮이면 시들어버린다.

현대 약리학 연구 보고에 의하면 자색 쟈스민 씨앗에는 리놀산이 풍부하게 함유돼 있는 것으로 밝혀졌다. 리놀산은 피부를 윤택하게 하고 기미, 검버섯 등을 제거하는 효능을 가진 성분이다.

- 만드는 법 : 자색 쟈스민꽃 씨앗을 말린 뒤 까만 껍질을 벗긴 다음 가루로 만들어 둔다. 이를 벌꿀 또는 계란 흰자위로 버무려서 잠자리에 들기 전 얼굴에 골고루 펴바른다. 다음날 아침 미지근한 물로 씻어내면 된다.

⑬ 기미, 주근깨를 제거하는 좁쌀 뜨물 미용법

좁쌀 뜨물 미용법은 좁쌀을 씻은 뒤 삶아 익혀서 뜨거울 때 찬물에 넣어서 만든다. 겨울철은 5~7일간 담그고 여름은 3일간만 담그면 수면에 희뿌연 거품이 일게 된다. 이때 거즈로 걸러내면 곧 미용 뜨물이 된다. 이 뜨물은 얼굴을 희게 하고 윤택하게 하며 깨끗하게 하는 작용이 있다. 여기에다 백단향(白檀香)을 섞으면 피부 미용에 대한 효과가 더욱더 배가된다. 흰색의 향나무인 백단향은 울화(鬱火)를 흩트리고 해소함으로써 주근깨나 검버섯등을 제거하는 효능이 있기 때문이다.

- 처방 : 좁쌀 미용 뜨물 250g, 백단향 10g
- 사용법 : 뜨물로 세안을 하고 다시 거즈에 뜨물을 묻혀서 얼굴을 문질러준다. 특히 주근깨나 검버섯이 난 부위는 벌겋게 되도록 문지른 다음 백단향 가루를 얼굴에 바른다. 이렇게 여러날 계속하면 주근깨와 검버섯이 사라지면서 얼굴이 희어지고 부드러워지게 된다.

⑭ 기미를 없애주는 감잎 연고

감잎에는 뛰어난 미용 효과가 있는 것으로 실험 결과 밝혀졌다. 특히 기미를 없애는 훌륭한 소재이다. 감잎으로 기미를 치료하는 효과는 뛰어나기도 하지만 행하기도 간편하다. 일반적으로 감잎은 서리를 맞고 떨어진 것이 좋다.

- **처방** : 감잎 적당량, 바세린 약간.
- **만드는 법** : 감나무 잎을 말려서 고운 분말로 만든 다음 녹여 놓은 바세린을 부어 섞으면 짙은 갈색이 된다. 이 연고를 매일밤 잠자리에 들기 전 얼굴에 바르고 잔다.

⓯ 검버섯, 기미를 치료하는 자두 씨

자두에는 탄수화합물과 각종 무기질, 비타민이 함유돼 있고 각종 아미노산도 들어있다. 자두에는 간(肝)을 맑히고 열을 내리며 진액을 생성하여 갈증을 멎게 하는 효능이 있다. 또 허약을 보하는 작용도 뛰어나다. 사람의 얼굴에 검버섯이나 기미가 생겨나고 얼굴색이 검어지는 것을 한의학에서는 간기(肝氣)가 원활하게 운행되지 못하고 기혈(氣血)이 어체(瘀滯)되어서 빚어진 것으로 본다. 자두 씨앗은 이러한 증상을 개선시키는 효능이 있다.

- **처방** : 자두 속씨 적당량, 계란 흰자위 약간.
- **만드는 법** : 자두 씨앗을 곱게 갈아서 계란 흰자위로 버무려 둔다. 이를 매일 밤 잠자리에 들기 전 얼굴에 바르고 잔다. 다음날 아침 미지근한 물로 씻어내면 된다.

07

여드름을 없애주는
자연식품 14가지

식품과 여드름은 매우 밀접한 관계를 갖고 있다. 식품이 여드름을 돋아가게도 하고 원인이 되기도 하면서 또한 치료작용도 가지고 있기 때문이다. 임상에서 여드름은 유성피지(有性皮脂)가 많이 넘쳐나오는 것을 흔히 볼 수 있다.

따라서 여드름이 많이 돋아나는 사람은 일상생활에서 유성피지를 조절하는 식품을 즐겨 먹는 것이 좋다.

그러한 식품으로는 우유나 콩 종류, 검은 목이버섯, 바나나, 살코기, 양송이버섯, 시금치, 미나리, 비름나물, 배, 감귤, 사과, 수박, 생산사 등을 즐겨 먹으면 여드름에 대하여 뚜렷한 치료효과가 있다.

한편 적게 먹어야 하는 식품은 다음과 같다. 동물성 지방, 즉 소나 돼지 비계, 치즈, 기름에 튀긴 음식, 당도가 높은 음식, 케익 등을 적게 먹어야 한다. 또 소주 등의 튀긴 음식, 당도가 높은 음식, 케익 등을 적게 먹어야 한다. 또 소주 등 술의 복용도 삼가하는 것이 좋다.

그럼 여드름을 개선시키는 데에 효과가 뛰어난 자연식품을 소개하면 다음과 같다.

❶ 율무죽

- **처방** : 율무 40g, 쌀 50g.
- **만드는 법** : 이상의 재료를 죽으로 끓여서 날마다 한 번씩 먹는다. 1개월간을 1단계 치료과정으로 한다.

❷ 산사 귤껍질차

- **처방** : 산사 · 맥아 각각 20g, 귤껍질 한 쪽.
- **만드는 법** : 이상의 재료를 함께 물로 끓이다가 완전히 으깨어서 다시 한 번 더 끓인 뒤 그 즙을 걸러내어 수시로 마신다.

❸ 산사호박씨탕

- **처방** : 산사 · 호박씨 각각 20g.
- **만드는 법** : 이상의 재료를 푹 끓인 뒤 여기에 벌꿀을 섞는다.
이를 수시로 먹되 될 수 있는 대로 공복에 먹는 것이 좋다.

❹ 녹두백합죽

- **처방** : 녹두 · 백합 · 쌀 각각 30g.
- **만드는 법** : 이상의 재료를 죽으로 끓여 먹는다. 단, 녹두는 반드시 먼저 끓여서 30%정도 먼저 익었을 때 쌀을 넣고 다시 죽이 80% 정도 익으면 백합을 넣어야 한다.

❺ 산사 바나나차

- **처방** : 산사 30g, 바나나 2개, 흑설탕 20g.
- **만드는 법** : 이상의 재료에 물을 붓고 끓여서 그 즙을 걸러낸다. 이 즙을 음료수 대신 자주 마신다.

❻ 의이인홍화죽

- **처방** : 의이인 30g, 홍화 5g, 쌀 50g.
- **만드는 법** : 이상의 재료를 죽으로 끓여서 매일 한 번씩 먹는다. 1개월을 1단계 치료과정으로 한다.

❼ 산사 연잎차

- **처방** : 산사 150g, 연꽃잎 100g.
- **만드는 법** : 매일 한 번씩 물로 끓여서 차 대신 수시로 마신다.

❽ 비파잎차

- **처방** : 비파잎·상백피 각각 10g, 인삼·생감초 각각 1.5g, 황련·황
  백 각각 5g
- **만드는 법** : 이상의 재료를 물에 적당히 붓고 끓여서 그 즙을 걸러낸
  다. 매일 식사 전과 저녁 식사 후 각각 50~100g씩을 마신다.
- **효능** : 이 처방은 폐기(肺氣)를 맑히고 폐화(肺火)를 흐트러서 여드
  름을 치료하는 유명한 처방이다.

해 설　　예로부터 비파잎은 쓰고 냉하여 폐(肺)를 맑히고 화(火)를
해소하는 작용이 뛰어난 것으로 알려져 있다. 상백피 또한 마찬가지다.
〈본초강목(本草綱目)〉에 의하면 상백피는 열을 내리고 폐화(肺火)를 배설
시키며 해독하는 작용이 뛰어나다고 기록돼 있다.

여기에다 황백은 음(陰)을 자양하고 화(火)를 내리게 한다. 황련은 심
화(心火)를 배설시키며 피를 식히고 해독하는 효능이 있어 열독이나 종
기, 여드름 등을 치료하는 작용이 있다.

그러나 이상의 약재들은 모두 쓰고 냉한 것들이어서 비장과 위장에
손상을 입히기가 쉽다. 그래서 첨가한 것이 인삼과 감초이다. 이 두 약재
를 배합하여 씀으로써 이 처방은 부작용 없이 여드름을 치료하는 훌륭한
처방으로 예로부터 널리 응용돼 왔다.

❾ 부평초 가루

이 처방은 부평초 한 가지만을 응용한 여드름 치료제이다.

- 처방 : 부평초
- 만드는 법 : 부평초를 채취하여 말린 뒤 마루로 만든 다음 벌꿀로 버무린다. 일반적으로 1회에 부평초 가루 250g을 적절하게 배합한 뒤 병에 담아둔다. 매일밤 잠자리에 들기 전에 얼굴에 골고루 펴바르고 잔다. 다음날 아침 미지근한 물로 씻어내면 된다.
- 효능 : 부평초에는 풍(風)을 몰아내고 열을 내리며 해독하는 작용이 있어 얼굴에 난 여드름 치료에 매우 뛰어난 효과가 있다.

해 설 〈본초강목(本草綱目)〉에 의하면 청소년기의 여드름에 부평초로 날마다 문지르고 그 즙을 복용하면 없어진다고 적혀있다. 〈태평성혜방(太平聖惠方)〉에도 얼굴에 난 여드름이나 기미, 검버섯, 주근깨 등의 치료에 부평초 가루를 바르면 된다고 기록돼있다.

⑩ 오이와 토사자

토사자는 신장을 보하고 설사를 멎게 하는 효능 외에도 열을 내리고 피를 식히며 습(濕)을 도와 해독하는 작용이 있어 피부병 치료에 널리 쓰이는 약재 중 한 가지이다. 일찍이 중국 진나라 때 갈홍(葛洪)이 저술한 〈보집저후방〉에 의하면 토사자를 여드름 치료에 응용하여 좋은 효과를 거두었다는 기록이 있다. 〈태평성혜방(太平聖惠方)〉에도 여드름이나 검버섯, 주근깨를 치료하려면 생 토사자를 즙내어 바르면 된다고 기록돼 있기도 하다.

- 처방 : 오이, 토사자 적당량.
- 만드는 법 : 먼저 오이를 얇게 썰어서 얼굴을 문질러서 피부를 깨끗

하게 한 다음 토사자 적당량을 즙 내어 여드름이 난 부위에 바른다.
하루 여러 번 바르면 효과가 나타난다.

⑪ 마치현

마치현은 산나물의 일종이면서 약재이기도 하다. 성질은 냉하고 맛은
시큼하다. 포기 전체를 한의학에서는 약재로 쓰고 있는데 주로 열을 내
리고 해독하며 부족을 해소시키는 작용이 있어이질과 종기, 부스럼 등을
치료하는 효능이 크다.

• **만드는 법** : 내복용으로는 여름철에 마치현 500g을 채취하여 뿌리를
제거하고 씻은 뒤 찧어서 그 즙을 걸러낸다. 마치현 생즙에 벌꿀 또
는 설탕을 넣어서 음료 대신 마신다. 이 처방은 이질 설사를 멎게
하고 해독하며 여드름을 없애준다.

피부용으로는 신선한 마치현을 즙낸 다음 손에 묻혀서 여드름이나 검
버섯, 기미가 나 있는 부위를 하루에 3~5회 정도 문질러 준다.

3장

피부를 자양하는 한방미용 약차 11가지

01

노화를 예방하는 명일엽차

명일엽(名日葉) 잎에는 비타민 B군이 풍부하게 함유돼 있다. 그 종류도 다양하다. 비타민 B_1, B_2, B_6, B_{12}, 그리고 생원체(生源體), 엽산, B_2 복합체 등이 바로 그것이다.

이외에도 비타민 C, 카로틴, 게르마늄, 구리, 아연, 망간, 마그네슘, 나트륨, 칼륨 등 다양한 광물질과 엽록소 등이 함유돼 있기도 하다.

이들 성분들은 모세혈관을 확장하고 강화시키는 작용을 한다. 또 탈취작용을 하며 위장과 간장의 기능을 촉진시키기도 한다. 특히 항알레르기작용과 살균작용이 있다.

이러한 명일엽에서 가장 중요한 성분은 세 가지이다. 즉 비타민 B_{12} 게르마늄, 그리고 엽록소이다.

여기서 비타민 B_{12}는 수용성으로 주로 동물 체내에서 스스로 만들어지며 채소에는 거의 존재하지 않는다. 이러한 명일엽 차 속의 비타민 B_{12}가 체내에 들어오면 차에도 칼슘과 결합하는 방식으로 인체에 흡수된다. 특히 명일엽 차에도 칼슘 성분이 함유돼 있기 때문에 명일엽 차는 보다 효율적으로 비타민 B_{12}를 흡수할 수 있는 건강차라 할 수 있다.

이러한 비타민 B_{12}는 또한 조혈작용(造血作用)이 있어 더욱 주목을 끈다. 혹자는 빈혈에 돼지 간을 많이 먹어야 한다고 말하는데 이는 돼지 간 속에 비타민

B_{12}가 풍부하게 함유돼 있기 때문이다. 이 영양소의 조혈작용으로 빈혈 증상을 개선시키는 것이다.

이밖에도 비타민 B_{12}는 또 뇌세포를 활성화 시켜 기억력과 주의력을 높이는 기능이 있어 노인성 치매를 예방하는 데도 도움을 준다.

명일엽에 함유돼 있는 또하나의 중요한 성분은 게르마늄이다. 이러한 게르마늄에는 유기 게르마늄과 무기 게르마늄의 두 종류가 있다. 유기 게르마늄은 인체 건강에 유익하고 무기 게르마늄은 공업용으로 많이 쓰인다. 그런데 만약 잘못하여 무기 게르마늄이 인체에 들어오면 인체에 상해를 입히게 된다. 유기 게르마늄은 또 합성 게르마늄과 식물성 게르마늄의 두 종류로 분류된다.

명일엽에 함유돼 있는 게르마늄은 유기게르마늄이고 또 식물성 게르마늄이다. 인삼, 영지버섯 등 약초에 들어있는 성분에도 식물성 게르마늄이 있다. 이같은 물질은 혈액 속의 산소 공급을 촉진하는 역할을 한다. 또 혈액 속의 오염된 더러운 물질을 배출시키므로 피를 맑게 하는 작용이 있다.

단, 모든 명일엽에 게르마늄이 함유돼 잇는 것이 아니다. 즉 명일엽이 자라는 토양 속에 게르마늄이 없다면 여기에서 자라난 명일엽에는 게르마늄 성분이 비교적 적게 함유돼 있다.

한편 명일엽 차의 또하나의 중요한 성분인 엽록소에는 조혈(造血)작용이 있고 말초혈관을 확장시키며 냄새를 제거한다. 또 간장과 위장 기능을 촉진시키고 향과민과 살균작용을 한다.

따라서 평소 명일엽 차를 꾸준히 마시면 다음과 같은 각종 증상을 개선시키고 또 예방할 수 있다. 어깨 결림이나 두통에 효과가 있다. 또 근육의 피로를 풀어주고 거친 피부를 개선시킨다. 노인성 반점이나 검버섯, 기미 등을 제거하고 입냄새를 없애준다.

특히 빈혈이나 숙취를 개선하고 월경불순이나 월경통도 완화시킨다. 변비나 설사, 위장허약을 다스리고 과민성 질환을 개선시키며 콜레스테롤 과다나 고혈압, 저혈압, 갱년기장애와 기타 합병증 치료에 효과가 있다.

특히 명일엽 차에는 이뇨작용이 있기 때문에 체내 수분의 신진대사를 촉진시켜 부종을 해소하는데 효과가 탁월하다. 따라서 부종 증상이 있을 때 수시로 마시면 좋다. 또한 대변을 원활하게 배출시키는 작용이 있어 변비로 인하여 얼굴에 난 여드름이나 주근깨, 검버섯 등을 개선시킨다.

저혈압이나 어지러움, 손발이 차고 피부와 얼굴에 주름살이 많이 나타나는 것은 대부분 빈혈과 연관이 깊다. 특히 여성 빈혈인 경우는 피부건강에 좋지 못한 영향을 미친다. 예를 들어 살결이 곱지 못하고 윤택하지 않다. 또 탄력이 없고 주름살이나 기미, 검버섯 등이 잘 생기는 경향이 많다. 물론 이같은 현상은 노화되어가는 하나의 과정일 수 있다.

그러나 평소 명랑한 마음가짐과 운동을 적절히 해준다면 보다 젊게 살 수 있다는 말이다. 특히 명일엽 차를 꾸준히 즐겨 마신다면 명일엽의 조혈작용(造血作用)과 청혈작용(淸血作用)으로 빈혈증상을 치료할 뿐만

아니라 나아가 주름살이나 기미, 검버섯, 여드름 등의 발생 또한 예방할
수 있으므로 젊고 아름다운 얼굴을 간직할 수 있다.

02

주름살을 예방하는 토상산차

토상산(土常山)은 산과들에서 많이 자라는 식물로서 봄과 가을철에 잎과 그 줄기를 채취하여 햇볕에 바짝 말린 뒤 즉시 보관한다. 이를 물로 달여서 차처럼 마시면 된다.

토상산의 성분은 인삼과 같은 효능이 있다고들 한다. 우선 진정작용이 있어 초조, 불안을 치료한다. 또한 체내의 독소를 배출시키고 고혈압이나 저혈압, 어깨결림, 변비, 신경통 등을 다스린다. 특히 주름살이나 피부 노화 등에 뛰어난 개선 효과가 있다.

이러한 토상산에 대하여 중국 명나라 때의 의서인 〈구황본초(救荒本草)〉에는 토상산의 잎을 삶은 뒤 물을 담그었다가 물기를 짜내면 좋은 반찬이 된다고 적혀있다.

토상산의 잎으로 만든 토상산차는 무공해 식품으로 그 성분은 근맥(筋脈)을 강하게 하고 활혈(活血)하며 전신의 기능을 다스리는 작용을 한다. 또 주름살이나 검버섯, 기미 등의 생성을 예방하는 효과가 있다.

03

여드름을 치료하는 알로에차

- **재료** : 알로에 잎 적당량.
- **만드는 법** : 신선한 알로에 잎을 씻은 뒤 다져서 물로 끓여 차처럼 마신다. 잎을 말린 뒤 잘게 다진 다음 끓는 물을 부어 우려내어 마셔도 된다.
- **효능** : 심한 변비가 있는 경우 알로에 차를 마시면 치료가 된다. 또 위와 장을 다스리고 튼튼하게 한다. 각종 타박상이나 삔데, 어깨결림 등을 완화하고 여드름이나 기미, 주근깨, 거친 피부를 개선시킨다. 특히 피부 미용에 뛰어난 효과가 있다. 또 항염(抗炎)과 살균작용을 하고 신진대사를 촉진시키는 등의 효능도 있어 미용에 훌륭한 작용을 한다.

그러나 한약 속의 알로에는 상당히 강한 부작용이 있기 때문에 신장병이 있거나 복통이 있을 때, 또 생리기간이나 임신기간에 있는 여성은 절대로 복용을 해서는 안된다.

해 설   알로에의 주요 성분은 상당히 많아 약 40종 가량 된다. 최근의 연구 결과에 의하면 알로에가 음주로 손상된 간장기능을 개선하며 암 예방 효과까지 있는 것으로 밝혀져 새롭게 주목을 받고 있다.

04

미용효과가 뛰어난 감잎차

- **재료** : 감잎 적당량.
- **만드는 법** : 6~8월 사이에 채취한 감나무 잎을 응달에서 며칠간 말린다. 그런 다음 채로 썬 뒤 솥에서 쪄낸다. 이를 다시 햇볕에 바짝 말려 보관한다. 감잎에는 상당히 풍부한 비타민 C가 함유돼 있어 피부 미용에 효과가 조은 약차가 된다.
- **복용법** : 감잎차를 마시고자 할 때는 감잎을 끓는 물에 넣어 잠간 끓이면 된다.
- **효능** :감잎에는 풍부한 비타민 C와 마그네슘, 칼륨, 칼슘 등 다양한 광물질이 함유돼 있다. 따라서 감잎차를 꾸준히 마시면 신장기능을 활성화 시키고 동맥경화를 예방하며 미용에 훌륭한 효과가 있다.

해 설   감잎차는 감나무잎을 재료로 하여 만든 것이다. 감잎은 감과 마찬가지로 풍부한 비타민 C가 함유돼 있어 암을 예방하고 감기를 예방, 치료하며 면역기능을 강화한다. 지혈작용이 있으면 혈액 속의 콜레스테롤 수치를 떨어뜨리고 상처를 아물게 하는 효능이 있으며 항과민작용을 발휘하기도 한다. 특히 감잎차는 피부 미용에 좋은 효과가 있어 얼굴에 난 여드름이나 주근깨, 검버섯 등에 대한 뚜렷한 개선 효과가 있다.

사람이 하루에 필요한 비타민 C의 양은 50mg 이상이다. 감잎에 들어 있는 비타민 C의 양은 레몬 과즙의 15배나 돼 감잎차를 끓는 물에 우려 마시면 비타민 C를 대량으로 섭취할 수가 있게 된다.

감잎차는 또 건강 장수에도 큰 효과가 있기도 하다. 감잎차가 대량의 비타민 C를 공급하기 때문에 고혈압이나 동맥경화, 심장병 등 심혈관 질병을 예방, 치료하는 효과가 나타난다.

기미를 예방하는 구기자차

- **재료** : 구기자 나무 잎, 구기자 뿌리 각각 적당량.
- **만드는 법** : 구기자 잎은 식용이 되므로 나물로 무쳐 먹으면 되고 구기자는 약재로 알려져 있지만 식품으로 응용해도 된다. 각종 찌개 등에 넣어 먹으면 되기 때문이다. 또한 술을 담궈 먹어도 좋다. 그 뿌리는 껍질을 주로 쓰는데 지골피(地骨皮)라고 한다.
- **채집** : 가을철 열매가 익었을 때 잎을 채취하여 말려서 보관한다. 뿌리는 여름철에 캐내어 말려서 보관한다.
- **효능** : 구기자 잎에서 모세혈관을 강화하고 동맥경화를 예방하는 성분이 함유돼 있다. 열매인 구기자에는 비수용성(非水溶性) 황색소 성분이 들어있어 눈의 피로를 개선하고 체력을 증강시키는 효능이 있다. 그 뿌리에는 불포화지방산 성분이 함유돼 있어 고혈압을 예방하고 신체를 건강하게 한다.

젊은 여성들은 특히 얼굴에 난 주근깨나 검버섯, 기미 등에 비교적 예민하여 특히 얼굴에 난 주근깨나 검버섯, 기미 등에 비교적 예민하여 일단 얼굴에 나타나기만 해도 상당히 긴장하게 된다. 그런데 주근깨나 기미, 검버섯이 생기게 되는 것은 햇볕에 그을리거나 타고난 체질, 유전과 노화 등 다양한 원인으로 인해 발생하게 된다. 이것은 곧 체내에 이상이 있다는 위험신호인 것이다.

특히 이들 피부 트러블은 멜라닌 색소에 의해 만들어진다. 멜라닌 색소는 피부를 형성시키는 다섯겹의 피부층 중에서 가장 안쪽에 있는 한 겹이다. 멜라닌 색소를 형성시키는 세포는 자외선에 매우 강한 반응을 일으킨다. 일단 살갗이 자외선에 노출되면 피부를 보호하기 위하여 피부 속에 자연적으로 대량의 멜라닌 색소가 생기게 되면서 자외선에 대항하게 된다. 그러므로 햇볕에 그을려 피부가 손상되면 피부가 검어지는 것이 바로 그 이유이다.

일반적으로 멜라닌 색소는 새로운 세포와 함께 피부에서 성장하는데 신진대사를 거친 뒤 다시 각질과 함께 때로 변하면서 떨어져 나가게 된다. 이같은 피부의 순환대사 주기는 28일이다.

그러나 만약 노화로 인하여 피부의 신진대사 기능이 저하되어 그 주기가 느려진다면 멜라닌 색소가 점점 더 많아지면서 검버섯이나 노인성 반점이 형성되기 시작한다.

따라서 평소 검버섯이나 기미를 예방하려면 구기자 잎으로 만든 구기자 잎차를 많이 마셔야 한다. 구기자 잎에 들어있는 타닌산은 신체 내의 산화를 억제하고 노화를 완화시키기 때문이다. 특히 구기자 잎에는 비타민 C가 풍부하여 피부가 건조하고 갈라지는 것을 예방하기도 한다. 늘 매끈한 피부, 아름다운 피부를 유지하는데 구기자 잎차가 좋은 효과를 발휘한다.

06

피부에 윤기를 더해주는 미나리차

- **재료** : 미나리 적당량.
- **만드는 법** : 미나리의 잎과 줄기를 함께 채취하여 말린 뒤 잘게 썰어서 보관한다. 차로 만들어 마시고자 할 때는 적당량을 덜어낸 뒤 끓는 물을 부어서 우려내어 마신다. 또 말려서 분말로 만들어두고 쓰기도 한다.
- **효능** : 미나리에는 여러 종류의 비타민과 광물질이 함유돼 있다. 중, 노년기에 이르러 비대해지는 원인은 칼로리 섭취의 과다와 운동 부족 외에도 과다한 염분 섭취와 연관이 깊다.

만약 우리가 일상생활 속에서 섭취하는 음식에 염분의 함량이 높다고 생각되면 칼륨이 들어있는 식품을 많이 섭취해야 한다. 왜냐하면 칼륨은 인체 내에 과다하게 섭취된 염분을 몸 밖으로 배출시키고 혈압을 안정시키는 작용을 하기 때문이다. 이와 동시에 잉여된 수분을 몸 밖으로 배출시키기도 한다.

미나리는 칼륨을 함유하고 있는 채소 중의 한 가지이다. 또 비타민 A, B₁, B₂, C, 니코틴산, 칼슘, 나트륨, 인, 철분, 마그네슘과 아연 등이 풍부하게 함유돼 있어 비타민과 광물질의 보고라 할 수 있다.

이러한 미나리의 줄기와 잎을 말려서 날마다 끓는 물로 우려 내어 차처럼 마시면 건강 유지에 많은 도움을 준다. 특히 미나리 잎을 말려서 가루로 만들어 먹으면 칼슘과 철분, 비타민 A, C의 부족을 보충하고 신진대사를 촉진하여 피부를 매끈하고 윤기가 나게 한다. 기미나 주근깨, 검버섯의 발생을 예방하고 제거하여 아름다운 얼굴을 간직하게 한다.

미나리차는 또한 중노년기의 비만이나 고혈압, 빈혈, 변비 등에도 뚜렷한 개선효과가 있다 특히 최근의 연구 결과 밝혀진 바에 의하면 미나리에는 암을 예방하는 효능 또한 있는 것으로 드러나 있어 평소 불고기나 구운 음식들을 먹을 때 곁들여 먹으면 건강한 삶에 도움을 줄 것이다.

07

여드름·주근깨 없애는 미역 다시마차

- **재료** : 미역 또는 다시마 적당량.
- **만드는 법** : 미역과 다시마를 말린 뒤 가는 채로 썰거나 잘게 부수어 둔다.
- **사용법** : 차를 마시고자 할 때 미역과 다시마 적당량을 컵에 넣고 끓는 물을 부은 뒤 잠시 두었다가 마신다. 이때 미역을 함께 먹으면 더욱 좋다.
- **효능** : 미역에는 요드, 비타민 A, B_2, 엽록소, 아질산, 칼슘, 칼륨, 철분 등이 풍부하게 함유돼 있어 바다의 채소라 할 수 있다. 미역에 들어있는 요드는 갑상선 호르몬의 분비를 촉진시키는 작용이 있다.

갑상선은 여성 호르몬을 주관한다. 그런데 여성호르몬이 그 조화를 상실하고 균형을 잃게 되면 여드름이나 주근깨가 잘 나타나게 된다. 또 정서 불안과 초조를 불러온다.

따라서 요드는 여성에게 있어 없어서는 안 될 중요한 영양분이다. 특히 요드는 인체의 신진대사를 촉진하고 고혈압과 동맥경화 등 각종 노인성 질병을 예방하는 효과가 있다.

이밖에도 미역에 풍부한 칼슘은 골다공증의 예방에도 도움을 준다.

이러한 미역차는 칼로리가 낮고 맛도 좋아서 마시기가 편하다. 섬유질 또한 풍부하게 함유돼 있어 미역차는 위장의 소화를 돕는 기능도 있어 미용과 다이어트에 가장 좋은 차라 할 수 있다.

피부를 젊게 하는 여주차

- 재료 : 여주 적당량.
- 만드는 법 : 여주가 꽃을 피운 뒤 채취하여 편으로 얇게 썬 다음 말려서 필요할 때마다 수시로 물로 달여서 그 즙을 마신다.
- 효능 : 여주에는 비타민 C가 풍부하여 미용에 좋은 효과를 발휘한다. 비타민 C는 미용에 있어서 없어서는 안될 중요한 영양소이다. 비타민 C는 주근깨나 검버섯 등 멜라닌 색소가 피부에 침착되는 것을 예방할 뿐만 아니라 뼈의 유기질과 단백질의 합성을 촉진시켜 살갗의 부드러움고 광택을 증가시키는 효능이 있기 때문이다.

이러한 비타민 C는 체내에서 스스로 만들어지지 않기 때문에 반드시 음식을 통하여 섭취를 해야만 한다. 만약 비타민 C의 섭취가 부족하면 살갗과 피부에 그 증상이 나타날 뿐만 아니라 심지어 병독(病毒)에 대한 인체의 저항력도 따라서 저하된다.

따라서 피부 미용 뿐 아니라 건강 유지를 위해서도 비타민 C의 충분한 섭취에 주의를 기울여야 한다.

여주에는 이러한 비타민 C가 풍부하게 함유돼 있어 미용에 좋은 영향을 미친다. 여주 100g당 120~250mg의 비타민 C가 함유돼 있어 그 함량은 레몬의 3배에 달한다.

따라서 여주는 피부를 젊게 하고 아름다움을 유지하게 하는 건강 미용차로서 그 가치가 높다 하겠다. 평소 살결이 곱지 못하고 거칠거나 주근깨, 검버섯 등이 잘 나타날 때에는 여주차를 즐겨 마시면 도움이 된다. 여주는 특히 체력을 회복시키는 효능 또한 있어 훌륭한 피로 회복용 차이기도 하다.

09

기미·주근깨를 없애는 녹차

- 재료 : 녹차 적당량.
- 만드는 법 : 녹차에는 풍부한 광물질과 비타민, 타닌 성분이 함유돼 있어 피부 미용에 뛰어난 효과를 발휘한다.
- 효능 : 녹차는 동맥경화나 고혈압을 다스리고 노화와 이질, 설사를 예방한다. 최근의 연구 결과에 의하면 녹차가 암 세포의 성장을 억제시키는 것으로 밝혀지기도 했다. 녹차의 많은 유효서분 가운데 한 가지가 바로 암 세포의 성장을 억제했다는 것이다.

미국의 어느 민간단체에서 쥐를 대상으로 암을 일으키는 실험을 했었다. 그 결과 녹차를 투입한 쥐의 폐암 발병률이 녹차를 투입하지 않은 쥐에 비해 45% 가량 감소된 것으로 나타났던 것이다.

또 미국 뉴저지주에 소재한 모 대학 연구소의 실험에서도 녹차를 마시면 위암과 간암의 발생생률을 감소시킨다는 연구 결과를 내놓고 있기도 하다.

이는 녹차의 떫은 맛 성분에는 어떤 특별한 타닌산이 함유돼 있어 이것이 암을 일으키는 원인 중의 한 가지인 활성산호의 항산화작용을 억제하기 때문인 것으로 풀이되고 있다.

이러한 녹차의 타닌산은 암 세포의 성장을 억제시키는 효능외에도 동맥경화를 일으키는 혈중 콜레스테롤 수치의 상승과 혈압 상승을 억제하고 혈당치의 상승도 억제하는 것으로 드러나 있다.

특히 검버섯이나 주근깨, 주름살 등 각종 노화현상을 예방하고 인체의 노화 또한 더디게 하는 것으로 밝혀져 있어 주목을 받고 있다.

녹차에는 상당히 효율적인 타닌산 성분이 있는 것 외에도 풍부한 카페인과 아미노산, 그리고 광물질과 비타민이 함유돼 있는데 그중에서도 비타민 C의 함량이 가장 풍부한 것으로 알려져 있다. 녹차에 들어있는 비타민 C의 함량은 감귤에 들어 있는 비타민 C 함량의 4~7배나 되는 것으로 파악되고 있다. 게다가 녹차의 비타민 C는 강한 열에도 파괴되지 않는 특성을 가지고 있다 이로 인해 비타민 C의 함량이 풍부한 녹차는 피부 미용에 탁월한 효과를 발휘하게 되는 것이다.

그런데 한 가지 유의해야 할 점은 녹차가 비록 몸에 유익하다고는 하지만 과다한 양을 마시면 좋지 않다. 예를 들어 하루 20~30컵을 마신다면 차 속의 카페인이 위장을 해치게 하는 결과를 초래하기 때문이다. 비록 어떤 사람은 녹차를 아무리 마셔도 몸에 아무런 부작용이 일어나지 않는다고 주장을 하지만 한 연구 결과에 의하면 녹차를 대량으로 마실 경우 심장병 등 만성질환의 발병률을 높이게 된다는 주장을 하고 나선 경우도 있다.

따라서 아무리 건강에 좋고 피부 미용에 좋은 녹차라 하더라도 적절하게 마셔야 한다는 저은 유념해야 할 것이다.

10

거친 피부를 개선하는 당근차

- **재료** : 당근 잎, 당근 줄기 적당량.
- **만드는 법** : 당근 잎과 줄기를 깨끗이 다듬어서 씻은 다음 물기를 뺀다. 그런 후 솥에서 쪄낸다. 쪄낸 것을 말린 다음 부수어서 보관한다.
- **성분** : 당근의 잎과 줄기에는 칼슘의 함량이 매우 풍부하다. 매 100g당 4100IU의 비타민 A가 들어있고 비타민 C, 마그네슘, 식이섬유 등 다양한 광물질이 함유돼 있다. 그런 반면 카페인은 들어있지 않다. 당근 잎은 또 대장 속의 유산균을 증가시키므로 변비 치료에 뛰어난 효과가 있다.

특히 모든 녹황색 채소 중에서 당근의 카로틴 함량이 가장 높다. 카로틴은 인체 내에서 비타민 A로 전환이 되는데 당근 100g당 7300mg의 카로틴이 함유돼 있어 시금치에 들어있는 카로틴 함량의 2배에 달한다. 여기에다 비타민 A의 함량만도 4100IU나 되므로 당근은 그야말로 비타민 A의 보고라 할 수 있다.

일반적으로 성인의 경우 하루에 필요한 비타민 A의 양은 남자인 경우 2000IU이고 여자인 경우 1800IU이다. 그렇다고 볼 때 당근의 비타민 A 함량은 상당히 높은 편이다.

이러한 비타민 A는 피부와 점막을 보호하고 시력을 강화시키는 효능이 있다. 최근의 연구 보고에 의하면 비타민 A가 또 항산화작용과 면역기능을 높이며 뛰어난 항암작용이 있는 것으로 밝혀지기도 했다.

평소 우리가 즐겨 먹는 것을 뿌리 부분인데 사실 그 잎에는 더욱 많은 카로틴과 비타민 C, 단백질, 칼슘과 식이섬유가 함유돼 있다.

따라서 이를 건조시켜 차로 만들어 마시면 훌륭한 미용 건강차가 된다.

거친 피부를 개선하고 머리카락을 검게 하여 식이섬유질이 변비를 깨끗이 해소하므로 당근잎차는 피부 미용에 탁월한 효과를 지닌 건강차라 할 수 있다.

11

얼굴에 혈색을 더해주는 홍화차

- **재료** : 홍화 적당량.
- **만드는 법** : 홍화(紅花)는 여름에 꽃이 필 때 채집하여 보관해 둔다.
- **사용법** : 홍화를 컵에 넣고 끓는 물을 부은 뒤 5분 정도 기다렸다가 향과 성분이 충분히 우러나온 다음 마시면 된다.
- **성분** : 홍색소(紅色素), 황색소(黃色素), 유지방 등이 함유돼 있다.
- **효능** : 홍화는 혈액순환을 개선하는 효과가 뛰어나다 따라서 월경통이나 월경불순을 다스리고 어깨결림이나 어지러움증, 두통을 개선한다. 피로를 해소하고 손발이 찰 때에도 효과가 있다.

특히 얼굴에 혈색이 없고 여드름이 잘 나면 피부가 거친 여성에게 탁월한 효과가 있다. 이밖에도 홍화는 여성 호르몬의 분비 이상으로 빚어진 갱년기 장애나 검버섯, 기미, 주근깨 등의 미용질환에도 효과가 좋다.

홍화는 혈액을 원활하게 유통시키는 작용이 있어 막혀버린 혈액을 흐르도록 하기 때문이다. 이로 인해 여성의 월경불순이나 추위 타는 증상,

그리고 갱년기 장애에 뚜렷한 치료 효과를 발휘하는 것이다.

이외에도 홍화차를 마시면 혈액순환을 촉진하고 세포 활성화를 강화하며 호르몬의 분비를 조절하게 된다.

이로 인해 홍화차는 혈색소를 개선하고 피부에 윤택함이 넘치게 하여 주름살이나 주근깨, 기미 등의 예방과 개선에 좋은 효능이 있다.

4장

피부노화 · 백발을 예방하는 한방미용 약선 13가지

01

선인죽
- 얼굴색을 젊게 하고 멀을 검게 한다 -

선인죽은 바로 하수오죽으로 피부 미용과 머리카락을 검게 하는 옛 시대 양생서(養生書)에서 나온 처방이다.

- **재료** : 하수오 25g, 쌀 100g.
- **만드는 법** : 하수오를 대나무 칼로 가늘게 썬 뒤 씻어서 돌냄비에 넣고 한 시간 정도 끓인다. 그런 다음 그 즙을 걸러내어 여기에 쌀을 넣고 죽으로 끓인다.
- **효능** : 이 죽은 자양하는데 있어 좋은 처방이다. 간장과 신장을 보(補)하고 기혈(氣血)을 북돋우며 근육과 뼈를 튼튼하게 한다. 또 머리카락을 검게 하고 얼굴색을 젊게 한다. 피부에 탄력과 윤택함을 더해주고 주름살을 예방하고 없애준다.

  따라서 하수오죽은 건강장수하게 하고 얼굴을 젊고 아름답게 하는 효과가 뛰어나다. 특히 중, 노년기에 적합한 음식으로 중, 노년기의 여성 미용에 훌륭한 효과가 있다.

02

하수오술
- 백발을 예방하고 얼굴색을 맑게 한다 -

- 재료 : 하수오 300g, 소주 750g.
- 만드는 법 : 하수오를 얇게 편으로 썬 다음 병에 담고 여기에 소주를
  부은 다음 밀봉한다. 날마다 한 번씩 흔들어 주어야 한다. 15~30일
  이 지난 뒤 마시면 된다. 하루 한 잔이 적당하다.
- 효능 : 피부를 윤택하게 하고 머리카락을 검게 한다.

해설 한의학에서는 모발의 혈액을 잉여물질이라고 본다. 따라서 정
혈(精血)이 부족하고 머리가 시큰거리며 어지럽고 건망증이 나타나거나
몸이 허약하면 머리카락이 빨리 희어지고 얼굴에도 혈색이 없게 된다고
본다. 또 피부에 탄력과 윤기가 없어지고 주름살이 나타나게 된다고 했
다.

이러한 증상에 하수오는 뛰어난 약효가 있는 약재이다. 양혈(養血)하
는 효과가 있기 때문이다.

옛 한의서인 〈본초강목(本草綱目)〉의 기록에 따르면 하수오의 약효에

대해 다음과 같이 밝히고 있다.

"하수오는 양혈(養血)하고 간장의 기능을 돕는다. 정력을 다지고 신장을 유익하게 하는 약효가 있다. 따라서 근육과 뼈를 튼튼하게 하고 머리카락을 검게 하며 살결을 곱게 하는 양약이다. 그 효능은 능히 지황과 천문동을 능가한다."고 했다.

따라서 하수오는 신장을 보하고 정력을 도우며 생식능력을 강화하는 효능이 매우 뛰어나다. 이로 인해 모발을 검게 하고 피부를 윤택하게 하며 광택이 나게 하면서 주름살을 예방하거나 없애준다. 따라서 하수오를 즐겨 먹으면 간장과 신장의 정혈(精血) 손상과 부족을 치료할 뿐만 아니라 인체의 면역력 또한 증강시켜 건강장수 할 수 있게 한다.

03

하수오즙으로 졸인 돼지간
- 주름살을 예방하고 머리카락을 검게 한다 -

- **재료** : 돼지 간 250g, 하수오 15g
- **만드는 법** : 돼지 간은 작은 토막으로 썰어둔다. 이를 하수오와 함께 끓여서 그 즙이 거의 다 졸아들었을 때 돼지 간을 꺼내어 썰어놓는 다. 한편 남은 즙에는 파와 간장으로 양념을 하여 하수오 즙으로 졸 인 돼지 간을 찍어먹는다.
- **효능** : 이 식이 처방을 일주일에 3회씩 지속적으로 2개월 가량 먹으면 머리카락에 윤기가 흐르고 검어지게 된다. 미용 효과 또한 뛰어나다. 주름살이나 기미, 검버섯 등을 제거해주기 때문이다.

해설　돼지 간에는 건강을 보(補)하고 자양하며 미용에 좋은 효능이 있다. 이러한 돼지 간에다 몸을 튼튼하게 하고 신장을 보하는 효능이 큰 하수오와 배합을 하면 간장과 신장을 보하게 되고 눈을 밝게 하며 피부에 탄력과 윤기를 더해주게 된다. 특히 주름살을 예방하고 머리카락을 검게 하면서 윤기가 흐르게 한다.

04

하수오 계란
- 피부를 윤택하게 하고 머리카락을 검게 한다 -

- **재료** : 계란 1~3개, 하수오 50g.
- **만드는 법** : 하수오를 깨끗이 씻은 다음 물 500g과 계란을 넣고 함께 끓인다. 계란이 익으면 계란을 꺼내어 그 껍질을 벗긴 다음 다시 넣어서 계란이 검어질 때까지 삶는다. 계란과 그 국물을 먹고 마시는데 소금 등으로 양념을 해서 먹어도 된다.
- **복용법** : 매일 아침과 저녁 공복에 한 번씩 먹으며 며칠간 계속하면 효과를 볼 수 있다.
- **효능** : 머리카락이 희어지면서 안색이 어둡고 거친 피부에 효과가 있다. 따라서 평소 즐겨 먹으면 머리카락이 검어진다. 피부가 매끈해지면서 광택과 탄력이 있게 되고 주름살을 예방하게 된다.

    해설 하수오 계란은 예로부터 모발을 검게 하고 얼굴을 윤택하게 하며 피부에 탄력을 더해주고 주름살을 예방하는데 뛰어난 효과가 있는 것으로 알려진 처방이다. 따라서 계란과 하수오를 함께 삶은 처방은 정력을 보하고 기를 도우며 머리카락을 검게 하고 얼굴을 아름답게 하는 효능을 발휘한다.

05

검은 콩
- 기미 없애주고 주름살 완화시킨다 -

검은 콩은 흑대두(黑大豆)이며 오두(烏豆)라고 하기도 한다. 한의학에서는 일찍이 검은 콩의 성질은 평(平)하고 맛은 달다. 신정(腎精)을 보하고 음(陰)을 자양하며 미용에 좋은 효과가 있다고 보았다. 또 비장(脾臟)을 튼튼하게 하고 수(水)의 배출을 원활히 한다고도 했다. 지혈작용 또한 있으며 땀을 멎게 하고 소화작용을 촉진하며 기(氣)를 내리고 어(瘀)를 흩트리는 효능이 있는 것으로 보았다.

이시진은 〈본초강목(本草綱目)〉에서 검은 콩의 효능에 대해 다음과 같이 밝히고 있다.

"검은 콩은 신장에서 그 작용을 발휘하므로 수(水)를 다스리고 헛배가 부른 것을 해소한다. 기(氣)를 내리고 풍열(風熱)을 제압하면서 활혈(活血)과 해독작용을 한다."고 했다.

이밖에도 수많은 의서에서 검은 콩의 효능에 대해 소개하고 있다. 이들 의서들을 종합해보면 검은 콩은 영양이 풍부하여 단백질과 지방, 당

(糖), 칼슘, 인, 철분, 카로틴, 니코틴산, 레시틴 등이 풍부하게 함유돼 있다는 것이다. 이들 성분들의 작용으로 검은 콩은 인류의 건강에 중요한 역할을 담당하고 있다.

검은 콩 미용식 응용법

① 검은콩 100g을 볶아서 익힌 뒤 여기에 소주 200g을 부어서 15일 정도 담궈둔다. 이를 하루 한 잔 정도 마시면 된다.

② 검은콩, 산사 각각 100g과 대추 10개에 물 700g을 부은 다음 푹 삶는다. 그런 다음 여기에 벌꿀을 조금 넣어서 아침과 저녁에 먹으면 된다.

③ 검은콩 500g을 압력솥으로 삶는다. 삶을 때는 소금과 생강 들을 넣은 다음 함께 삶아 장조림콩으로 만들어 반찬으로 먹으면 된다.

④ 검은 콩 400g과 하수오 400g을 깨끗이 씻은 뒤 물을 부어 하룻동안 담궈 놓는다. 그런 다음 콩을 물과 함께 솥에 넣고 2시간 가량 찐 뒤 꺼내어 말린다. 이렇게 7회를 반복하면 검은 콩의 즙이 하수오 속에 스며들게 되어 약기운이 배로 증가되어 피부 미용에 미치는 영향이 더욱 좋아진다. 쪄낸 뒤 말려서 분말로 만들어둔다. 매일 아침 식사 전과저녁 식사 후에 10g을 따뜻하게 데운 약주로 복용을 한다. 이렇게 한달 가량 복용하면 뚜렷한 효과가 나타나게 된다.

이 처방은 머리카락을 검게 하고 피부미용에 좋은 효과가 있다. 주근깨나 기미, 검버섯을 예방, 개선하고 주름살을 없애주며 뛰어난 미백효과가 있다.

06

우슬주
- 주름살과 기미를 예방하고 머리카락을 검게 한다 -

• **재료** : 우슬 250g, 오가피 250g, 생지황 250g.

• **만드는 법** : 이상 세 가지 약재를 약주에 2일 정도 담가 두었다가 바짝 말린 뒤 가루로 만든다.

• **복용법** : 매일 아침과 저녁 공복에 10g 정도를 물로 복용한다.

• **효능** : 우슬은 간장과 신장을 보(補)하고 근육과 뼈를 튼튼하게 한다. 활혈(活血)하고 경맥(硬脈)을 소통시키는 효능이 뛰어나다. 여기에다 오가피, 생지황 등 미용작용이 뛰어난 약재를 함께 배합함으로써 미용 효과는 한층 더 높아지게 된다.

해설 옛 사람들은 오가피를 금은보화보다 더 귀하게 여겼다. 〈명의별록(名醫別錄)〉의 기록에 의하면 오가피는 중기(中氣)를 보하고 정(精)을 도우며 근육과 뼈를 튼튼하게 하므로 즐겨 복용하면 몸이 가벼워지고 노화를 더디게 한다고 적혀있다.

한편 생지황 또한 몸을 튼튼하게 하고 피부 미용과 머리카락을 검게 하는 효과가 있다. 따라서 이 세 가지 약재를 배합한 약선은 간장과 신장을 보하고 기혈을 자양하면서 거친 피부에 윤기를 더해주고 탄력이 넘치게 한다.

07

황정차
- 얼굴색을 밝고 곱게 한다 -

• 재료 : 황정 50g, 구기자 50g.

• 만드는 법 : 이들 약재를 물로 달여서 차 대신 수시로 마신다.

• 효능 : 황정(黃精)의 미용 작용은 이미 예로부터 널리 전해져 내려오고 있다. 옛 사람들은 신체를 건강하게 하는 약용식품으로 황정을 매우중요시 했다.

해 설 〈신선지초경(神仙芝草經)〉의 기록에 의하면 황정은 오장육부를 자양하고 근육을 충실하게 하며 뼈를 튼튼하게 하면서 기력을 강하게 한다고 했다.

또 젊음을 간직하게 하면서 장수를 누리게 하며 얼굴색을 밝고 곱게 하여 아름다워지게 한다고 했다.

이러한 황정의 건강과 미용작용은 이미 널리 알려져 있다. 여기에다 신장을 보하고 정력을 도우는 구기자를 함께 배합하면 미용효과는 더욱 더 좋아지고 머리카락도 검어지게 된다.

08

곶감 구기자
- 거친 피부를 개선하고 머리카락을 검게 한다 -

• **재료** : 곶감 정당량, 구기자 적당량.

• **만드는 법** : 곶감은 솥에서 쪄내고 구기자는 청주에 하룻밤 정도 담 귀 놓는다. 그런 다음 이 두 가지를 함께 찧은 뒤 벌꿀로 개어서 환 으로 만든다.

• **복용법** : 한 번에 10g씩, 하루 3회 따뜻한 물로 복용한다.

• **효능** : 감은 맛이 달고 성질은 냉(冷)하며 떫은 맛이 있다. 이러한 감 의 약재로서의 효능은 장(腸)과 폐(肺)를 윤택하게 하고 가래를 삭 히며 기침을 멎게 하는 효능이 있다. 또 진액을 생성시키고 갈증을 멎게 하며 주독(酒毒)을 해독하는 효능도 있다.

한편 구기자는 간장과 신장의 기능을 보하는 효능이 뛰어난 약재이다. 따라서 이 두 가지 약재를 배합하면 피부 미용에 좋은 영향을 미친다. 주 로 피부가 거칠어지고 까칠한 증상을 다스린다. 주름살의 생성을 방지하 며 검버섯이나 기미 등이 생기는 것을 예방하기도 한다. 특히 머리카락 을 검어지게 한다.

09

구기자 벌꿀 미용고
- 노화를 완화하고 백발을 예방한다 -

- 재료 : 구기자 500g, 소주 700g, 벌꿀 500g
- 만드는 법 : 구기자를 소주에 담근다. 겨울철은 7일이 적당하고 여름은 3일간을 담궈둔다. 그런 다음 소주에 담근 구기자를 건져낸 뒤 찧어서 망사로 그 즙을 걸러낸다. 구기자를 담궜던 술과 그 즙을 한데 섞은 다음 약한 불로 30분 정도 달인다. 여기에 벌꿀을 넣고 다시 한 번 더 끓인 뒤 식혀서 병에 보관한다.
- 복용법 : 하루 10~15g을 따뜻한 물에 타서 복용한다.
- 효능 : 구기자 벌꿀고를 즐겨 먹으면 노화를 완화한다. 아이 피부처럼 탄력이 넘치고 주름살이 생기지 않는다.

해설 구기자 벌꿀 미용고는 정(精)과 수(水)를 보충하고 미용에 좋은 작용을 한다. 간장과 신장의 음혈(陰血) 부족으로 빚어진 각종 증상을 다스린다. 어지러움증과 건망증을 개선시키고 얼굴이 거칠고 윤기가 없으며 주름살이 생기고 머리가 희어지는 증상에 뛰어난 효과가 있다.

10

오디 벌꿀 미용고
- 기미 · 주름살을 개선한다 -

- **재료** : 오디, 벌꿀 각각 적당량.
- **만드는 법** : 신선한 오디를 으깬 다음 벌꿀을 섞은 뒤 돌냄비에 살짝 끓이면 된다. (건조된 것은 미리 물에 불려서 사용한다.) 식으면 병에 보관한다.
- **복용법** : 아침과 저녁 공복시에 각각 2스푼씩을 따뜻한 물에 타서 마신다.
- **효능** : 음(陰)이 허(虛)한 것과 두통, 현기증을 다스린다. 불면증을 개선하며 건망증에도 효과가 있다. 특히 기미나 주름살을 완화하고 개선한다.

해설 오디는 뽕나무의 열매로서 맛은 달고 성질은 냉하다. 주로 간장과 신장을 유익하게 하고 보하는 효능이 있다. 특히 음(陰)을 자양하면서 양혈(養血)한다.

이러한 오디에는 비타민 B₁, B₂가 풍부하게 함유돼 있고 카로틴 등 여러 종류의 유효 성분이 함유돼 있기도 하다.

11

호두죽
- 주름살 · 기미를 개선하고 머리카락을 검게 한다 -

- **재료** : 호두 10개, 구기자 50g, 쌀 50g, 흑설탕 약간.
- **만드는 법** : 호두 속살을 작은 토막으로 썬다. 구기자를 씻은 다음 물에 불렸다가 다져놓는다. 쌀을 씻은 뒤 호두, 구기자와 함께 솥에 넣고 물을 부어서 죽으로 끓인다. 죽이 되면 흑설탕을 조금 넣어서 먹는다.
- **효능** : 즐겨 먹으면 간장과 신장을 자양하고 보하며 얼굴을 윤택하게 한다. 피부에 탄력이 생기게 하고 주름살과 기미, 주근깨 등을 개선하며 머리카락을 검게 하기도 한다.

해설 호두는 맛이 달고 성질은 더우며 신장을 보(補)하는 효능이 있다. 또한 주름살과 기미, 주근깨를 없애주며 머리카락을 검게 하는 작용을 한다. 특히 신장이 허약하고 허리와 다리가 무기력한 증상도 개선시킨다. 신기(腎氣)가 부족하여 숨이 가쁜 증상에도 효과가 있다.

따라서 평소 호두를 즐겨 먹으면 피부가 부드러워지고 고와진다. 얼굴색이 아름답고 혈색이 돌게 하며 주름살을 예방하거나 감소시킨다. 피부에 탄력이 생기게 하기도 한다.

12

지황 호두죽
- 아름다운 얼굴로 가꿔주고 머리카락을 검게 한다 -

• **재료** : 호두 10개, 숙지황 50g, 쌀 50g
• **만드는 법** : 숙지황을 물로 달여서 그 즙을 걸러놓는다. 호두 속살은 가늘게 썰어놓고 쌀은 씻어놓는다. 약즙과 호두, 쌀을 솥에 넣고 죽으로 끓여 먹는다.
• **효능** : 숙지황은 신장을 자양하고 보혈(補血)하며 정력을 강장시키고 머리카락을 검게 한다. 또 피부미용 효과도 뛰어나다. 주름살을 예방하고 감소시키며 기미나 주근깨의 생성을 막아주기 때문이다. 호두 역시 미용 효과가 뛰어난 식품이다. 따라서 이 두 가지가 함께 응용됨으로써 탁월한 미용 효과를 발휘하게 된다. 특히 여기에 검은 깨를 첨가하면 미용 효과는 훨씬 더 배가된다. 피부를 곱게 하고 탄력이 넘치게 하며 주름살을 예방하므로 보다 더 뛰어난 피부미용식이 된다.

13

대추죽
- 건강장수를가능케 하고 피부에 탄력을 더해준다 -

- **재료** : 대추 10개, 호두살 5개, 좁쌀 50g.
- **만드는 법** : 이상의 재료로 죽을 끓인 뒤 벌꿀을 섞어서 먹으면 된다.
- **효능** : 피부를 곱게 하고 탄력이 넘치게 한다. 주름살이나 기미, 주근깨 등을 예방하는 효과가 뛰어나다.

해 설 예로부터 사람들은 대추를 과일 중에서 인체에 가장 유약한 것으로 여겼다. 이시진의 〈본초강목(本草綱目)〉에는 대추의 효능에 대해 다음과 같이 기록돼 있다.

"대추는 맛이 달고 성질은 평(平)하다. 중기(中氣)를 편안하게 하고 비기(脾氣)를 자양하며 위기(胃氣)를 잔잔하게 한다. 그 약효는 전신의 모든 곳에 이르고 십이경맥(十二經脈)을 도우며 진액의 부족이나 기의 부족, 신체의 부족을 보하고 모든 약재와 조화를 이룬다. 따라서 대추를 오래 먹으면 몸이 가벼워지고 노화가 더디 진행되며 주름살과 기미, 주근깨,

검버섯 등이 사라지게 된다."고 했다.

전해져 내려오는 또 하나의 설화(說話)에 의하면 어느 고을의 한 여자가 항상 대추를 먹었는데 그 나이가 50세가 넘었는데 데도 얼굴이 마치 처녀처럼 아름다웠다고 한다.

한의학에서는 대추가 기(氣)를 보하고 몸을 건강하게 하는 데에 효과가 뛰어난 약재로 보고 있다. 민간요법에서는 또 매일 아침과 저녁 식후에 대추 2개씩을 먹으면 얼굴이 아름다워진다고 알려져 있기도 하다.

그도 그럴 것이 대추에는 비타민 C의 함량이 매우 높아 살아있는 비타민 C환이라고도 한다. 또한 대추에는 비타민 P의 함유량도 상당히 높아 고혈압의 발생도 예방할 수 있는 것으로 알려져 있다. 이밖에도 대추에는 단백질과 지방, 철분, 타닌 등 다양한 성분이 들어있어 각종 질병을 예방, 치료하므로 건강장수를 위해서는 평소 대추를 즐겨 복용하는 것이 효과적이다.

5장

젊음을 간직하게 하는 어성초 미용법

01

어성초는 변비를 개선한다

음식과 수분이 일단 위속에 들어가면 대장 (大腸)은 곧 반사적으로 수축작용을 일으키게 된다. 소화와 흡수를 거친 뒤 대장에서 직장(直腸)으로 보내진 찌꺼기는 일정량에 이르면 직장의 점막신경을 통하여 신호를 뇌에 보내어 배변에 이르게 된다.

그런데 변비를 만드는 직접적인 원인은 장관(腸管)의 운동이 장애를 일으킨 경우이다. 변비의 원인은 대체로 세 가지로 나눌 수 있다. 직장성 변비(直腸性 便秘)와 이완성 변비, 그리고 경련성 변비가 그것이다. 이중에서 직장성 변비는 장관의 연동운동이 일어나지 않게 되어 발생한 변비를 말한다. 그 원인은 배변작용의 습관이 안되면 뇌에 자극신호를 보낼 수가 없게 되기 때문이다.

이완성 변비는 식이섬유의 결핍으로 장관의 연동운동이 원활하지 못해 발생한 변비를 말한다.

만일 소화가 잘되는 음식만 골라먹거나 위하수 질환이나 갑상성 기능

저하로 인해 빚어진 호르몬 분비 이상, 그리고 정신적 긴장 등은 모두 연동운동의 기능 저하를 초래해 변비의 원인이 된다.

한편 경련성 변비는 지나친 긴장으로 대장에 경련을 일으키게 해 발생한 변비를 말한다. 대장의 과도한 수축으로 인하여 변이 막히면서 장속에 적체하기 때문이다.

이상의 원인들로 인해 초래되는 변비가 인체에 미치는 피해는 실로 크다. 특히 미용에 심각한 영향을 미친다. 일반적으로 식욕이 떨어지고 어지럽다. 머리가 무겁고 어깨가 시큰거리기도 한다. 배가 불러오고 허리가 묵직하다. 또한 피부가 거칠어진다. 특히 얼굴에 그 현상이 심하게 나타난다. 여드름이 나고 기미나 주근깨, 검버섯 등 각종 피부질환이 발생되어 피부 미용에 치명적인 영향을 미친다.

이러한 변비가 그 원인이 되어 나타난 각종 피부 트러블을 치료 하는데 있어 어성초는 놀라운 효과를 지닌 약초이다.

피부를 곱게 하여 정상으로 회복시켜 주고 여드름이나 기미, 검버섯 등을 제거해 주기 때문이다.

그것은 어성초가 변비 치료에 특별한 효능을 발휘하기 때문이다. 어성초에 함유돼 있는 성분은 변비약의 완하작용(緩下作用)에 버금가는 약효가 있다. 그런 반면 어성초는 자연계의 식물이기 때문에 아무리 많이 써도 부작용이 없다는 이점이 있다.

어성초는 또 체내의 유해물질을 배출시키며 위를 강화하고 혈액을 정화시키는 작용도 있다. 특히 혈액의 순환이 잘되게 하고 체질까지 개선해주므로 피부 미용에 놀라운 효과를 발휘한다. 따라서 평소 어성초를 차처럼 끓여 상복하면 변비는 물론 여드름이나 기미, 주근깨의 개선도에 뛰어난 효과를 나타낸다.

02

어성초는 신체와 피부노화를 방지한다

노화를 촉진하는 첫 번째 원인은 혈관의 노화이다. 사람은 중년이 지나면서부터 혈관이 빠른 속도로 노화되기 시작한다. 혈관과 혈액질병으로 노화가 시작되고 피부가 거칠어지며 얼굴에 주름살이 나타나기 시작한다.

그 본격적인 신호탄은 30대부터 시작된다. 혈관 자체의 경화가 시작되면서부터다.

동맥경화는 혈액순환이 제대로 되지 않는다는 것을 의미한다. 혈액이 원활하게 소통이 안되면 장기세포(臟器細胞)에 대한 영양과 산소의 공급, 그리고 노폐물의 배출 능력이 저하된다. 그렇게 되면 신체의 기능이 빠르게 쇠퇴하게 되는 것이다. 그래서 몸과 피부에 노화가 찾아오면서 주름살이 생기고 검버섯이나 기미 등도 발생하게 된다.

그 뿐만이 아니다. 혈액순환이 월활히 이루어지지 않으면 모세 혈관의 파열을 일으키기도 한다. 혈관의 파열이 손과 발끝 부분일 때는 그리 큰 문제가 되지 않지만 만일 뇌 부위의 모세혈관에서 발생되면 생명까지 위태롭게 할 수 있다.

이러한 혈관의 노화는 서서히 진행이 되며 인간인 이상 피할 수 없는 숙명이다. 그런데 이때 중요한 것은 될 수 있는대로 피부의 노화를 더디게 하면서 항상 혈관의 부드러움과 탄력을 유지해야 한다는 점이다. 그래야만이 얼굴, 피부 등 온몸의 피부에 탄력이 있게 되고 주름살도 감소하여 아름다움을 지닐 수 있기 때문이다.

노화를 촉진하는 두 번째 원인은 배뇨기능의 저하이다.

사람은 나이가 들어가면서 요(尿)를 만들어 신장의 기능이 점차 쇠퇴하게 된다. 요액(尿液)은 몸속의 노폐물을 배설시키기 위하여 존재한다. 그러므로 신장의 기능이 저하되면 요액은 노폐물을 충분하게 걸러내 몸 밖으로 내보낼 수가 없게 된다. 그렇게 되면 노폐물이 체내에서 각종 폐해를 초래하게 된다. 특히 피부에 기미나 주근깨, 주름살 등이 생기게 한다.

젊었을 때는 신장기능이 매우 활발하여 1회의 배뇨만으로도 노폐물을 배출할 수가 있다. 그러나 나이가 점차 들어가면서 신체가 노화되기 시작하면 요액도 줄어들게 된다. 이는 곧 배뇨의 횟수가 증가한다는 것을 의미한다.

이로 말미암아 노폐물의 독소 때문에 피부가 거칠어지고 윤기가 사라지게 된다. 또 주름살이 생기면서 노화가 빠른 속도로 진행된다.

위와 같은 노화 원인에 어성초는 놀라운 효과를 발휘하는 한방 약재 중 한 가지이다. 어성초의 후라보노 성분은 모세혈관의 기능을 강화시키는 작용을 하기 때문이다. 이는 최저혈압을 상승하게하고 또한 강력한 이뇨작용도 가지고 있어 체내의 과다한 염분이 요액을 따라 몸 밖으로 배설되도록 돕는다. 이같은 작용은 또한 혈압의 상승을 억제하기도 한다.

특히 어성초에 함유돼 있는 칼륨은 잉여된 염분 배출에 도움을 줄 뿐만 아니라 노화로 인해 초래되는 무기력증과 주름살, 검버섯, 기미 등을 예방하는 효능도 있다.

따라서 평소 어성초 달인 즙을 꾸준히 복용하면 노화의 진행을 막을 수가 있게 된다. 특히 피부를 매끈하고 탄력이 넘치게 한다.

질병이 있든, 없든 간에 건강하고 싶고 아름다운 피부를 간직하고 싶다면 어성초 즙을 애용하는 것이 좋다. 아름다운 용모를 유지하면서 노화를 더디게 할 수 있는 확실한 방법이기 때문이다.

어성초 화장수는 피부에 활력을 준다

피부의 노화는 바로 피부의 신진대사 기능이 저하되면서 외부 자극에 대한 저항력이 약화되어 나타난다.

혈액순환이 나빠지고 피부가 충분한 영양공급을 받을 수가 없게 되면 피지(皮脂)의 분비도 감소된다. 이로 인하여 피부가 건조하게 되는데 기미도 이 틈에 나타나는 것이다.

이미 형성된 기미를 없애는 것은 지극히 어려운 일이다. 피부과를 찾아가서 치료를 받는다 해도 쉽게 없앨 수는 없다. 자칫 치료를 받다가 부주의하면 어느 부분의 피부가 유난히 희어지게 되어 다른 부분의 피부와 엇갈리는 차이가 날 수도 있다. 이럴 때 가장 안전한 방법은 어성초로 만든 화장수를 쓰면 좋다. 어성초 화장수는 건조된 어성초 약 20 g에 1 l 를 붓고 끓여서 만든다.

어성초 화장수는 이미 노화된 피부 또는 거칠어지기 시작하는 피부에 대하여 탁월한 개선 효과를 나타내기 때문이다. 따라서 평소 어성초 화장수를 즐겨 활용하면 아름다운 피부를 간직할 수 있는 확실한 비법 중의 하나다.

04

어성초는 갱년기 장애를 개선한다

남자와 여자의 다른 점으로 중년기와 장년기, 그리고 노년기 사이의 여성은 소위 갱년기라는 게 있다는 것이다.

여성은 폐경(閉經)이 시작되면 곧 갱년기에 접어들게 된다. 폐경은 난소(卵巢)가 이미 노화됐음을 의미하는 것이다. 갱년기에 접어들면 난소기능이 저하되면서 여성 호르몬의 분비가 감소한다. 이 시기에 이르면 각종 신체적인 변화가 동반된다. 체내의 변화로는 자율신경 조절기능이 상실된다. 이것이 바로 갱년기 장애이다.

그렇다면 왜 일정한 연령에 이르면 여성의 난소기능이 쇠퇴하는 것일까?

여성의 일생 중에는 약 420회의 난자 배출이 있게 된다. 이같은 상황 아래서 난포(卵胞)가 성숙되고 황체(黃體)가 만들어지며 또 위축되는 과정에서 소모되는 에너지의 양은 상당히 많다.

이와 같은 상황이 반복되면 난소 기능은 점점 저하가 되기 시작한다.

사실 여성은 30세부터 노화되기 시작한다. 이때가 난소의 노화가 시작되는 시기이다. 이 시기에 이르면 난소 호르몬의 분비가 감소되며 심지어 난소 자체의 무게도 줄어들게 된다.

그래서 임신은 29세 이전에 하는 것이 산모를 위해서도, 태아를 위해서도 가장 좋다는 말이 나오게 된 것이다.

난소의 쇠퇴가 한층 더 진행이 되면 난소는 난세포(卵細胞) 자극호르몬과 배란 호르몬 등 성선(性腺)을 자극하는 호르몬은 더 이상 반응이 일어나지 않게 된다. 그 뿐만이 아니다 난포(卵胞)의 성숙, 배란, 월경 등의 움직임도 멈추어버린다.

다만, 월경이 멎어진다고 해서 난포 호르몬도 그 즉시 분비를 멈추는 것은 아니다. 계속 해서 소량의 분비가 진행되기도 한다.

이같은 현상은 극단적인 생태의 변화를 피하고 서서히 노년기에 접어들도록 하기 위한 생체의 리듬인 것이다. 진정한 노년기에 접어든 뒤에야 비로소 난포 호르몬의 분비도 멎게 된다.

갱년기 장애 역시 자율신경 조절기능 상실증의 일종이다. 따라서 자율신경 조절기능 상실증에 여러 가지의 증상이 있는 것처럼 갱년기 장애의 증상도 다양하고 사람마다 각기 다르다.

갱년기 장애의 각종 증상을 어떤 사람은 강렬하게 느끼지만 어떤 사람은 그다지 크게 느끼지 않는 경우도 있다. 일반적으로 비교적 신경질적인 사람이 갱년기 장애 증상을 더 강렬하게 느끼게 되는 경향을 보인다. 이런 사람은 피부 노화도 빨리 된다. 주름살이 잘 생기고 탄력과 윤기도 없어진다.

이와는 반대로 모든 일을 만족스럽게 생각하고 긍정적인 사고방식을 가진 사람은 갱년기 장애 증상도 별로 느끼지 못하는 경향이 있다. 피부 미용도 기능이 좋아 기미나 주근깨, 주름살이 잘 생기지 않고 피부의 탄력과 윤기도 유지되어 비교적 젊은 느낌을 간직하고 있다.

실제로 기혼 여성 가운데 가정생활이 비교적 원만하고 모든 면에서 조화를 잘 이루고 있으며 긍정적인 마음가짐을 가진 사람은 갱년기 장애를 거의 느끼지 않는 것으로 밝혀져 있다. 이런 경우는 또한 피부에 탄력과 윤기가 있으며 주름살도 생기지 않는 등 노화가 더디게 진행되는 경향을 보인다.

따라서 평소 마음을 차분하게가지고 낙관적이며 긍정적인 사고방식과 생활태도를 가진다면 갱년기 장애를 완화할 수 있고 피부 미용에도 놀라운 효과를 체험하게 될 것이다.

특히 갱년기 장애를 보다 슬기롭게 넘기기 위해서는 40세부터 정신을 젊은 상태로 유지시켜야한다. 여가를 충분히 이용하여 흥미로운 사회활동을 하거나 취미생활을 하여 활력이 넘치는 삶을 살아가는 것이 무엇보다 중요하다.

그렇게 될 때 육체와 정신건강, 그리고 피부 미용에도 좋은 반응이 나타난다.

만약 갱년기 장애와 유사한 증상이 나타나면 침착한 마음으로 안정을 취하고 너무 신경질적인 반응을 나타내지 않도록 한다. 이때 어느 한 가지 일에 집중하여 차분한 마음가짐과 태도를 유지하는 것도 한 방법이 될 수 있다.

그래야만이 이미 지녀온 아름다운 얼굴을 그대로 간직할 수가 있게 된다.

무릇 병은 마음에서 비롯된다는 말은 갱년기 장애를 설명하는 가장 적합한 말일 것이다. 왜냐하면 만성적인 정서불안은 자율신경에 영향을 주게 된다. 그 결과 혈액이 혼탁해지고 신체 상황이 불량해진다. 또한 미용에도 매우 나쁜 영향을 주게 된다. 그 결과 혈액이 혼탁해지고 신체 상황이 불량해진다. 또한 미용에도 매우 나쁜 영향을 미치게 되는 것이다.

이때 일반 가정에서 손쉽게 활용할 수 있는 한방요법으로 어성초 달인 즙을 활용하면 보다 슬기롭게 갱년기 장애를 극복할 수 있다.

어성초 달인 즙은 전신의 기능을 조절하여 갱년기 증상을 해소시키고 피부 미용에도 좋은 영향을 미치기 때문이다. 특히 어성초는 혈액을 정화시키므로 뇌의 혈액순환을 원활히 하여 신경의 초조 불안을 해소하고 정신을 안정시키는 효과가 있다. 또한 주름살이나 주근깨, 기미를 예방하고 피부 탄력과 윤기를 유지시킨다.

이러한 어성초의 가장 좋은 복용 방법은 차 대신 마시는 것이다. 왜냐하면 어성초를 차 대신 마시면 약으로 달여 먹는 것처럼 횟수와 양에 구애를 받지 않아도 되고 마음대로 마실 수가 있기 때문이다. 그럼, 일반 가정에서 손쉽게 어성초 차를 만들 수 있는 방법을 소개하면 다음과 같다.

어성초차 만드는 법

• **만드는 법** : 건조된 어성초(줄기까지 쓴다)를 2~3cm의 길이로 썰거나 잘게 썬다.

만약 어성초의 냄새가 싫으면 어성초를 솥에 넣고 살짝 볶아내면 된다. 이렇게 하면 어성초의 비린내가 사라지게 된다. 주전자에 물을 붓고 불에 올린다. 물이 끓으면 어성초를 넣는다(양은 적당히 넣는다). 다시 약한 불로 1분가량 더 끓인 뒤 불을 끈다. 3분간 그대로 두어서 맛과 성분이 완전히 우러나오게 한다. 찌꺼기를 걸러내고 차 대신 마신다.

이상의 순서는 하나의 원칙에 불과하다. 어성초를 끓이는 시간은 각자의 기호에 따라 정하면 된다.

그리고 어성초는 재탕, 삼탕까지 할 수 있으므로 상당히 효율적인 약초이기도 하다. 또 한 번에 많이 달여서 냉장고에 보관해두고 먹어도 좋다.

어성초 차를 마실 때 과일즙을 혼합하면 효과는 더욱좋다.

그러나 산성이 너무 강한 감귤 종류는 적합하지 않다. 단맛만 있는 과일즙이 좋다. 어성초 차를 여름에 마실 때는 냉장고에서 냉각시켜서 냉음료로 마시면 된다. 이렇게 하면 무기력한 여름철 몸에 활역이넘치게 한다.

어성초차를 즐겨 마시는데 있어서는 양도 제한도, 시간의 제약도 없다. 다만 어성초의 약효를 보다 더 높이려면 식사하기 1시간 전에 마시도록 한다. 공복에 마시면 효과가 제일 좋기 때문이다.

어성초 차를 마실 때는 다른 모든 차를 철저하게 삼가야 한다. 예를 들어 홍차나 커피 등을 마시지 않도록 한다. 이렇게 실천하면 3일이 지난 뒤 곧 이뇨(利尿)와 대변 배출이 원활해지는 효과가 나타나게 된다.

한편 어성초 미용법을 활용할 때는 어성초 차와 더불어 어성초 술을 만들어 복용해도 좋은 효과를 기대할 수 있다.

어성초 술 만드는 법

어성초 술을 만드는 방법은 매우 간단하다.

■ 7~8월에 어성초의 땅위 부분을 채취한 뒤 깨끗이 씻은 다음 응달지고 통풍이 잘 되는 곳에서 바람으로 말린다.

■ 어성초를 술 담는 병에 넣은 뒤 소주를 2배 붓고 2주일 가량 두면 마실 수가 있다.

■ 마시기 좋지 않으면 벌꿀을 조금 섞으면 된다.

■ 매일 밤 잠자리에 들기 전에 1~2잔을 마시면 효과가 놀라울 정도다.

*효능 : 어성초 술에는 해독과 위장을 튼튼하게 하는 작용이 있다. 또한 당뇨병, 고혈압, 축농증, 급성 습진, 치질, 만성 변비 등에 효과가 있다.

또 어성초 술을 3개월 이상 두었다가 피부 약재로 써도 좋다.

급성 습진이나 피부병, 축농증 등을 치료하는 효과가 있다.

05

어성초 분말 2스푼이
아름다움을 만든다

한약은 기본적으로 병을 치료하는데 있다. 한약 한 첩에는 여러 가지가 들어가므로 반드시 의사와 조제를 해야 한다.

그러나 어성초 분말은 자기 체질에 적합한 기타 민간처방 약초를 함께 써도 좋은 효과를 발휘한다.

어성초에 가장 잘 어울리는 약재로는 구기자, 감잎, 뽕나무 잎, 해조류 등이다. 이들 재료를 분말로 만든 다음 어성초와 적절히 혼합하면 비타민과 광물질의 함량이 매우 풍부해진다.

이를 하루에 2스푼만 복용하면 피부 미용에 놀라운 효과를 얻게 될 것이다. 즉 기미나 주근깨, 검버섯이 없어지고 잔주름의 발생을 예방하는 효과가 있기 때문이다. 특히 피부에 탄력과 윤기를 더해주며 피부 노화를 방지하므로 손수 만들어 활용할 수 있는 최고의 천연 화장품이라 할 수 있다.

06

피부를 아름답게 하는
어성초 목욕법

어성초를 목욕제로 쓰려면 신선한 잎과 건조된 잎 모두를 쓸 수 있다. 신선한 잎은 비교적 많은 미용효과가 있다. 그런데 신선한 잎을 채취할 수가 없을 때는 건조된 잎을 써야 한다. 신선한 잎 만큼은 못해도 건조시킨 잎 또한 피부미용에 좋은 효과가 있기 때문이다.

※ 신선한 잎을 목욕제로 이용할 경우

- 4~9월 사이에 어성초의 신선한 잎줄기, 꽃망울을 채취하여 물로 깨끗이 씻어서 농약 등 더러운 것들을 제거한다.
- 1회의 사용량은 한 줌을 기준으로 하여 적당량을 망주머니에 담는다.
- 욕조에 따뜻한 물을 채운 뒤 어성초 담은 망주머니를 넣는다. 이렇게 하여 잠시 두면 어성초의 성분이 물에 우러나오게 된다.

만약 여름철일 때는 어성초를 미리 물로 달여서 그 즙을 욕조에 넣으면 된다. 이같은 목욕방식을 일주일간 날마다 계속하면 피부가 매끈해지고 윤택해진다.

<h2 style="text-align:center">※ 건조된 잎을 사용할 경우</h2>

- 우선 천주머니를 마련해야 한다. 크기는 손수건 정도로 한다.
- 건조된 어성초 잎을 주머니에 넣고 세수대야에 넣은 뒤 뜨거운 물을 2ℓ 가량 붓는다. 그렇게 해서 얼마동안 그대로 둔다. 만약 어성초의 성분이 완전히 우러나오게 할 생각이면 어성초 담은 주머니와 물을 돌냄비에 넣고 달이면 된다.
- 목욕할 때 어성초 달인 물을 욕조에 섞으면 된다. 목욕할 때 어성초 주머니를 흔들어주면 성분이 계속 우러나오게 된다.

07

어성초로 부인병을 개선하면 아름다워진다

많은 여성들이 앓고 있는 대표적인 부인병을 들라면 빈혈을 빼놓을 수 없다. 여성들 가운데 앉았다가 빨리 일어서거나 욕탕 속에서 급히 나올 때 눈앞이 캄캄해지면서 주저앉지 않을 수 없는 경우가 종종 있다.

이같은 상태의 어지러움이 바로 뇌빈혈(腦貧血)이다. 이는 바로 뇌속으로 흘러들어가는 혈액이 일시에 감소되어 빚어지는 현상이다.

그런데 어지럽다고 해서 모두 빈혈인 것은 아니다. 만약 뇌빈혈이 빈번하게 일어나면 검사를 해보아서 빈혈인지, 아닌지를 확인해 보아야 한다.

왜냐하면 여성이 빈혈일 때는 피부 미용과 얼굴 미용에 커다란 장애를 발생시키기 때문이다. 피부가 거칠어지고 안색이 어두워진다. 혈색이 사라질 뿐만 아니라 기미나 검버섯, 주근깨 등도 많이 나타나게 된다.

특히 현대에 이르러 빈혈 증상은 더욱더 심해지는 경향이 있어 경각심을 더해주고 있다. 현대 여성 세 사람 가운데 한 사람은 빈혈 증상을 가지고 있을 정도다. 영양의 불균형과 다이어트 등으로 인한 폐해의 하나이기도 하다.

이렇게 해서 빈혈이 되면 혈액속의 적혈구가 감소하게 된다. 그렇게 되면 산소를 온몸에 보내는 혈색소(血色素)도 따라서 감소되는 상태가 된다. 다시 말해서 일단 빈혈에 걸리면 심장은 온몸 세포가 필요로 하는 산소를 공급하기 위하여 반드시 더 많은 활동을 해야 한다. 그 결과 몸을 약간만 움직이면 곧 가슴이 두근거리는 현상이 나타난다. 이와 동시에 뇌에 대한 산소의 공급도 부족하게 되기 때문에 어지러운 현상이 나타나게 된다.

이러한 빈혈 증상은 젊은 여성에게서 많이 볼 수 있다. 구체적으로 말해서 전체 여성 가운데 30~40% 정도가 심하거나 혹은 가벼운 빈혈 증상을 앓고 있는 것으로 집계되고 있다.

빈혈은 여러 가지의 유형이다. 그중에서도 철분 결핍성 빈혈이 전체 빈혈환자의 80~90%를 차지한다.

따라서 일반적으로 말하는 빈혈은 거의 모두가 철분결핍성 빈혈에 속한다 하겠다. 철분결핍성 빈혈이 여성에게 많은 것은 남녀의 생리구조가 다르기 때문이다. 특히 여성은 매달 월경이 있고 또 임신과 출산 등 여성 특유의 생리상태로 인하여 더 한층 빈혈을 일으킬 확률이 높다. 그러므로 여성에게는 반드시 철분을 공급해 주어야 한다.

일반적으로 건강한 성인 남자의 경우 체내에는 3~5g의 철분이 축적돼 있다. 하루의 손실량은 겨우 0.5~1.5mg에 지나지 않는다. 그리고 이것은 세포 속에만 함유돼 있는 철분으로서 피부점막의 탈락에 따라 없어지게 되는데 이는 혈액 속의 적혈구에 함유돼 있는 철분의 소멸과는 그 성질이 다르다.

적혈구 속에 들어있는 철분은 적혈구의 수명이 다하여 파괴된 뒤에도 새로운 적혈구를 만들어내기 위하여 그 철분은 여전히 이용된다.

따라서 식품의 섭취를 통해 제공되는 철분이 피부와 점막을 따라 소멸되는 철분의 손실량을 보충할 수 있게 되면 체내의 철분양은 일정량 유지하게 되어 빈혈증에 걸릴 수가 없게 된다.

그러나 성인 여성의 경우는 다르다. 여성은 매달 월경이라는 생리현상을 겪는다. 이때 여성은 약 40~50mg의 혈액을 손실하게 된다. 그러므로 월경이 한 번 있을 때마다 철분이 20~25mg이 손실되는 것이다.

만약 손실되는 양이 많고 흡수율도 많을 때는 별 문제가 되지 않는다. 그러나 흡수율을 본다면 남녀 모두 10% 정도로서 별 차이가 없다고 할 수 있다.

이와 같은 상황 아래서는 여성의 철분 결핍이 심해지게 되는 것이다. 특히 다이어트 등의 목적으로 음식의 섭취를 줄인다면 철분의 겹핍량은 더욱 심해지게 된다.

그렇다고 해서 철분의 손실량이 공급되는 양을 초과할 때 곧바로 빈혈증에 걸리는 것은 아니다. 왜냐하면 우리들의 몸 속에는 예비의 철분이 저장돼 있기 때문이다. 철분 결핍 상태가 장기간 동안 계속돼 저장되어 있던 예비 철분까지 모조리 소모된 뒤에 비로소 빈혈 증상이 나타나게 되는 것이다.

설사 빈혈이 되지 않았다 하더라도 일단 저장돼 있던 철분이 점차 감소되는 상태에 놓이게 된다면 이른바 잠재성 철분 결핍증을 초래하게 되는데 이같은 증상에 걸린 사람은 의외로 많은 실정이다.

따라서 평소 빈혈을 예방하려면 반드시 적절한 음식 섭취를 해주어야 한다. 이와 더불어 철분 보급이 쉬운 체질로 만들어주는 것도 중요하다.

아무리 철분이 많은 식품을 섭취하였다 하더라도 혈액을 만들어내는 골수(骨髓)가 건강하지 못하면 제대로 그 기능을 충분히 발휘할 수가 없기 때문이다.

이를 위하여 반드시 위장을 건강하게 하여 전신의 기능을 조절하고 촉진시켜야 한다. 그리고 설령 조혈기능이 양호하다고 해도 혈액순환이 불량하면 빈혈증은 역시 그 뿌리를 뽑을 수가 없다.

특히 이러한 빈혈증을 평소에 예방하려면 어성초 달인 즙을 늘 마시면 빈혈증의 개선에 좋은 효과가 있을 것이다.

08

어성초로 냉증 다스리면
아름다워진다

허리에 찬바람이 일고 손발이 얼음처럼 차며 몸이 으스스 떨리는 것은 냉증을 앓고 있는 사람들의 한결같은 증상이다. 그러므로 밤이면 잠을 잘 이루지 못하여 불면증을 호소하는 여성들이 의외로 많다.

이러한 냉증은 곧 피부에도 좋지 않은 영향을 미치게 된다. 피부가 거칠어지고 탄력이 없어지면서 윤기가 없다. 주근깨나 검버섯, 기미까지 돋아나므로 피부 미용에는 치명적이라 할 수 있다.

그러나 지금까지의 연구 결과 냉증을 앓는 뚜렷한 원인은 아직까지 밝혀지지 않고 있다. 양방의학에서는 냉증의 증상이 어떤 질병이 아니라는 입장에서 냉감(冷感)이라 부른다.

이와 같은 배경에는 의학자들은 임상경험을 근거로 그것을 냉증(冷症)으로 보는 것이 아니라 냉성(冷性)으로 본다. 달리 말해서 냉성은 질병이 아니고 개개인의 체질이나 성격과 관계가 있다는 말이다.

비록 냉증의 명확한 원인은 알아내지 못했으나 그것은 호르몬의 분비와 연관이 깊다는 사실은 밝혀졌다. 냉증을 앓고 있는 사람 가운데 한 부류는 호르몬의 영향을 매우 잘 받게 되는 20대에 주로 발생하고 다른 한 부류는 갱년기 이후의 여성에게서 많이 나타났던 것이다.

냉증을 앓고 있는 여성은 주로 어지러움을 많이 호소하고 피부가 거칠며 혈색이 없는 경향도 보인다. 얼굴에 윤기가 없으며 주름살이 잘 생기기도 한다.

이러한 냉증은 주로 다음과 같은 여성에게서 많이 발생한다.

♣ 변비 증상이 있는 여성

♣ 신경질적인 여성

♣ 저혈압 경향이 있는 여성

♣ 기력이 없고 위하수 증상이 있는 여성

♣ 지나치게 야위고 허약한 여성

♣ 비만한 사람

이상과 같은 증상으로 냉증을 앓고 있는 여성은 내분비 부족과 변비, 신경과민 등으로 인하여 피부가 노화되거나 거칠어지게 되어 미용에 큰 저해가 된다.

이러한 냉증으로 인해 피부 미용에 좋지 않은 영향을 미칠 경우 일반 가정에서 손쉽게 활용 할 수 있는 방법의 하나로 어성초 달인즙을 즐겨 복용하면 많은 도움이 된다. 특히 어성초 즙은 의약품과는 다르기 때문에 다른 부작용이 발생하지 않는다.

따라서 냉증으로 인해 얼굴이 거칠고 탄력이 없으며 윤택하지 않을 때는 날마다 어성초 즙을 달여 마시면 좋은 효과를 볼 수 있다. 어성초 성분이 혈액순환을 원활하게 하며 동시에 권태감과 불면증 등을 모두 해소시켜 주기 때문이다.

6장

직접 만들어 활용할 수 있는
천연 화장품을 아십니까?

01

천연화장품 재료가 되는
자연 식품 9가지

신체를 아름답고 깨끗하게 유지하는데 있어 가장 기본적인 밥법은 바로 피부의 건강을 유지하는 데 있다. 원래 사람들에게는 자연의 치유력과 면역력이 있어 청결만 유지하면 피부는 자연히 건강해지게 된다.

그러나 오늘날 날로 과학이 발달하고 환경오염이 갈수록 심해지면서 외부로부터 온갖 자극이 가해지고 있어 특별히 피부 보호에 힘써야 한다.

그렇다고 해서 반드시 고급 화장품을 써야 한다는 말은 아니다. 그것보다도 우리 주위에서 손쉽게 활용할 수 있는 자연 재료를 이용하여 화장품을 만들어 사용한다면 피부는 놀랍도록 매끈해지고 아름다워질 것이다. 최고의 화장품은 자연재료에서 나오기 때문이다.

그럼 어떤 재료를 이용해야 최고의 천연 화장품을 만들 수 있을까?

자연 재료를 이용한 천연 화장품은 우리 주위의 식품들이 훌륭한 재료가 된다. 이들 재료들을 활용할 때는 우선 체질의 음양논리에 근거해야 한다.

한의학에서는 일찍이 우리가 살고 있는 세상은 음(陰)과 양(陽)의 균형 잡힌 조화로 이루어진 것이라 보고 있기 때문이다.

따라서 천연 화장품을 활용할 때도 우선 몸의 상태, 환경, 식품의 음양 관계를 관찰하고 이에 대한 균형을 이루어야 한다. 그래야만이 건강을 유지하게 되므로 자연히 미용에도 좋은 효과를 발휘하게 되는 것이다.

그럼 여기서 천연 화장품을 만들 수 있는 재료와 방법, 그리고 음양논리를 소개하면 다음과 같다. 이를 참고로 하여 천연 화장품을 손수 만들어 사용한다면 피부 미용에 놀라운 효과를 볼 수 있을 것이다.

천연화장품 1 생강미용법 3가지

생강은 인도가 주요 원산지로서 일종의 다년생 초본식물(草本食物)이다. 우리나라에서는 예로부터 약용과 채소로 널리 응용해왔다. 주로 생선과 육류의 비린내를 제거하며 각종 양념에 있어서 없어서는 안될 중요한 향신료이다.

이러한 생강은 양성(陽性)을 대표하는 식품이다. 음성(陰性)은 생선이나 육류 등이 된다. 따라서 생강을 생선이나 육류와 배합해 먹으면 음식 궁합이 매우 좋은 식품이 된다.

생강의 약효는 땀을 나게 하는 작용이 있고 이뇨작용(利尿作用)이 있다. 또 부종을 해소하고 체중을 조절하며 위장을 튼튼하게 하는 등의 효능이 있다.

특히 생강에는 매운 맛과 향기가 나는 성분이 있어 체내 수분의 순환과 신진대사를 개선시키는 작용이 있기도 하다.

한편 생강의 약효에 있어서는 연한 생강이 묵은 생강보다 못하므로 뛰어난 약효를 위해서는 반드시 묵은 생강을 선택하는 것이 좋다. 미용에 응용할 수 있는 생강의 활용법을 소개하면 다음과 같다.

❶ 생강 세안수

- 재료 : 생강을 강판에 갈아서 그 즙을 짜낸다. 큰 스푼 하나 정도로 짜내어 생수 500cc와 섞어 놓는다.
- 사용법 : 이 생강즙 혼합액으로 세안을 하면 살결이 뽀얗게 되고 윤택해진다. 또한 손발이 냉한 사람은 따뜻해지는 효능도 있다.

한편 어깨가 결릴 때는 천에다 생강즙을 적셔서 아픈 곳에 붙이면 통증이 완화되는 효능이 있다. 또 동상에 생강즙을 바르면 효과가 나타나기도 한다.

무좀에는 생강 150g을 찧어서 대야에 넣고 따뜻한 물을 부은 뒤 잘 섞은 다음 발을 담근다.

❷ 생강탄

엄지 손가락 크기의 생강 한 토막을 강판에 간 디 컵에 넣는다. 그런 다음 여기에 끓는 물을 부으면 된다. 이때 벌꿀을 약간 첨가하는 것도 좋다. 이렇게 해서 마시면 감기 뿐만이 아니라 손발이 냉하고 혈액순환이 잘 안되는 증상에 좋은 효과가 있다.

❸ 생강연근탕

- 재료 : 연근즙 20g, 생강즙 10cc.

- **만드는 법** : 이상의 두 가지 재료를 함께 섞는다. 여기에 끓는 물을 부은 뒤 벌꿀을 타서 마신다.
- **효능** : 감기나 천식을 다스리고 인후통에도 효과가 있다. 특히 혈액 순환을 원활하게 하여 미용에 좋은 효과를 발휘한다.
- **복용법** : 하루 3회씩 즐겨 마시면 된다.

[해 설] 생강은 극양성(極陽性)의 식품이다. 따라서 냉증을 앓고 있는 사람에게 가장 좋은 식품이다. 왜냐하면 손발이 차가운 냉증은 음성(陰性)에 속하는 질병이기 때문이다.

천연화장품 2 들깨잎 미용법 3가지

들깨는 우리나라에 널리 분포돼 있고 항상 즐겨 먹는 식품 중 한 가지이다. 한의학에서는 줄기, 잎, 씨앗 등 모두 약재로 쓴다. 입과 줄기는 자소(紫蘇)라고 하고 늙은 줄기 대공은 자경(紫梗)이라고 한다. 그 열매는 소자(蘇子)라고 한다.

들깨잎은 소독과 혈액순환을 촉진시키고 가슴 속의 우울함을 해소시키는 효능이 있다. 특히 생들깨잎으로 생선회를 싸 먹으면 향기로울 뿐만 아니라 겨자와 마찬가지로 살균작용이 있다.

이러한 들깨는 양성(陽性)의 약효를 가지고 있다. 한의학에서는 들깨잎이 기침과 코막힘을 낫게 하고 가래를 삭히는 효능이 있는 것으로 본다. 또 땀을 나게 하고 답답한 것을 해소시킨다고도 했다. 특히 생선과 게의 독을 해독하고 이뇨작용이 있으며 천식을 가라앉히고 위장기능을 강화시키는 약효를 가진 식품으로 분류한다.

이렇듯 다양한 효능을 지닌 들깨의 피부 미용에 있어서도 효과가 뛰어나다. 미용에 응용되는 들깨의 활용법을 소개하면 다음과 같다.

❶ 들깨잎 화장수

• **재료** : 신선한 들깨잎 30개, 또는 말린 들깨잎 6g, 생수 600cc를 부은 다음 중간불로 끓인다. 물이 반쯤 남으면 불을 끈다. 이렇게 하면 들깨잎 화장수가 완성된 것이다.

들깨잎 화장수를 쓰기 전에는 피부에 약간 발라서 알레르기 반응을 해보아야 한다. 두드러기 등이 돋아나지 않으면 발라도 된다.

이렇게 만든 들깨잎의 즙에는 항알레르기 성분이 함유돼 있기 때문에 과민성 피부염이나 두드러기 등에 효과가 있다. 특히 들깨잎 즙은 피부에 직접 바르는 방법과 더불어 하루 2잔씩 보용을 해도 되는데 그렇게 하면 효과가 더욱더 배가된다.

❷ 들깨잎 목욕제

들깨잎 즙은 목욕제로 응용해도 놀라운 피부 미용의 효과가 있다.

만드는 방법은 들깨잎 100개를 물로 달여 그 즙을 걸러낸 다음 욕탕물에 섞으면 된다. 이렇게 해서 목욕을 하면 류마티스 관절염과 신경통을 완화시키는 효과가 있다. 물론 피부를 매끄럽고 부드럽게 하는 것은 말할 나위 없다.

❸ 들깨잎 건강음료

신선한 들깨잎을 잘게 썰거나 찧어서 컵에 담은 다음 끓는 물을 부어서 우러내어 마신다. 이렇게 건강 음료로 만들어 마시면 피부미용은 물론 감기나 배탈설사를 다스리고 정서안정과 불면증에도 효과가 있다.

천연화장품3 알로에 미용법 6가지

알로에는 백합과식물(白合科植物)로 상록돼 살이 많은 식물이다. 예로부터 약용식물로 널리 응용돼 왔다.

알로에의 약효는 매우 광범위 하다. 거친 피부를 개선하고 기미, 주근깨에 효과가 있다. 또 구강염이나 위장병을 다스리고 식욕부진이나 습진, 화상도 치료한다. 특히 변비나 당뇨병, 암, 간장병, 천식 등 다양한 질환에 뛰어난 치료 효과를 발휘하는 것으로 알려져 있다.

그것은 알로에가 항염증(沆炎症)작용과 살균의 효과를 가지고 있기 때문이다. 이러한 알로에는 특히 피부미용에 뛰어난 약효를 지닌 식물로 그 가치가 높다. 일반 가정에서 손쉽게 활용할 수 있는 알로에 미용 건강법을 소개하면 다음과 같다.

❶ 알로에 화장수

알로에를 찧어서 그 즙을 낸 뒤 활체활성수 1/2를 섞으면 알로에 화장수가 된다. 이렇게 만들어진 알로에 화장수는 거친 피부를 개선하고 염증을 다스린다. 여드름에 효과가 있고 주근깨를 없애주기도 한다. 특히 햇볕에 그을려 손상된 피부를 개선시켜 준다.

한편 타박상과 어깨에 시큰한 통증이 있을 때는 알로에 즙을 직접 거즈에 적셔서 아픈 부위에 붙이면 증세를 완화시키는 효과가 있다.

이와 더불어 알로에를 칼로 베어 나온 겔을 피부에 발라도 뛰어난 미용 효과가 있다.

❷ 알로에즙 목욕제

알로에 즙 한 컵을 따뜻하게 데운 목욕물에 부어 고루 섞은 뒤 목욕을 하면 된다. 이렇게 하면 냉증을 개선하고 어깨 결린 통증에 효과가 있다. 또 신경통을 다스리고 거친 피부를 부드럽게 변화시켜 준다.

❸ 알로에 즙 마시기

알로에 즙을 그대로 마시거나 달여서 그 즙을 마신다. 또한 엑기스를 추출하여 마셔도 피부 미용에 좋다.

❹ 알로에 생식하기

알로에를 깨끗이 씻고 가시를 제거한 다음 얇게 포로 썰어서 먹는다. 하루 10~15g을 복용한다.

❺ 알로에 즙 건강음료

알로에의 신선한 잎을 강판에 간 뒤 그 즙을 걸러내어 음료수 대신으로 마신다. 매일 한 컵씩 마시면 좋다.

❻ 알로에 잎 달여 마시기

신선한 알로에 잎이 가시를 제거하고 약 40cm 크기로 썰어서 물 1ℓ를 부어서 끓인다. 일단 끓으면 약한 불로 약 20분 정도 더 끓인 뒤 그 즙을 걸러내어 냉장고에 두고 수시로 마신다. 이상의 알로에 응용방법은 모두 동일한 효과가 있다. 특히 알로에를 끓으면 양성(陽性)의 성질을 높이게 된다.

천연화장품 4 **어성초 미용법**

어성초는 삼백초과(三白草科) 식물로서 다년생 초본(多年生 草本)이다. 응달지고 습기가 많은 곳에서 잘 자란다. 전초(全草)에서 생선 비린내 같은 고약한 냄새가 나는데 채소처럼 먹을 수도 있다.

이러한 어성초는 예로부터 약용으로 널리 응용되어 왔으며 그 약효는 백가지가 넘을 정도이다. 어성초의 약효는 기본적으로 체내의 독소(毒素)를 배출한다는 데 있다. 생잎에서 짜낸 즙은 화농성 부스럼이나 외상 등 다친 증상에 효과가 있다. 또 어성초를 달인 즙은 이뇨작용과 구충효과가 있다. 풋잎을 비벼서 바르면 화농성 종기와 상처를 낫게 한다.

어성초는 미용 효과도 역시 뛰어나다. 피부의 노화를 방지하고 젊어지게 한다. 어성초에는 또한 항균작용이 있고 혈관의 탄력을 증가시킨다. 따라서 과민성 피부염이나 습진, 여드름 등에 효과가 있고 검버섯이나 주근깨 등도 없애준다.

이러한 어성초는 말린 뒤에는 비린내가 없어지며 잘 보관해 두었다가 필요할 때 사용하도록 한다.

그럼 일반 가정에서 손쉽게 활용할 수 있는 어성초 미용법을 소개하면 다음과 같다.

❶ 어성초 화장수

건조된 어성초 약 20g에 물 1 *l* 를 붓고 끓인다. 끓인 뒤 3분이 지나면 불을 끄고 식힌다. 이를 매일 음료수 대신 마시면 된다. 또한 이 즙을 화장수로 사용해도 되고 목욕제로 사용해도 피부 미용에 놀라운 효과가 있다.

천연화장품 5 우엉 미용법

우엉은 뿌리와 부드러운 잎줄기를 식용으로 많이 쓴다. 국화과로서 월년생(越年生) 초본인데 예로부터 약용으로 널리 쓰여져 왔다. 따라서 평소 우엉을 건강식품으로 즐겨 먹으면 건강에 유익한 작용을 한다.

이러한 우엉의 약효는 이뇨(利尿)와 염증을 억제하면서 피부와 점막에 탄력이 있게 한다는 것이다.

또한 우엉에는 섬유질이 풍부하므로 정장작용(整腸作用)이 있고 장(腸)의 세균을 몰아내거나 균형을 이루게 하는 기능이 있기도 하다.

한편 우엉의 약성을 살펴보면 생우엉의 경우는 음성(陰性)식품에 속한다. 그러나 끓이면 양성식품(陽性食品)으로 변화되면서 체온이 올라가게 하고 신장을 강화시키는 효능이 있게 된다.

❶ 우엉 음료 & 화장수 만들기

우엉을 깨끗이 씻은 뒤 껍질채로 얇게 썬다. 여기에 생수 20배를 붓고 끓이되 물이 반쯤 남을 때까지 끓인다. 이렇게 우엉을 끓인 즙은 일상 음료수로 삼아 마시면 된다. 또한 훌륭한 화장수이기도 하다. 특히 벌레 물린 데, 습진이나 염증에 효과가 있다. 주근깨나 검버섯 치료 등도 치료한다.

이때 만약 벌레에 물린 데에나 습진, 염증이 심할 경우에는 거즈에 우엉 즙을 묻혀서 환부에 덮어둔다.

한편 우엉을 깨끗이 씻어서 강판에 간 다음 참기름과 버무려 쓰면 치질 치료에 특효가 있다.

천연화장품 6 홍화 미용법

홍화(洪化)는 그 원산지가 이집트, 유럽, 미국, 인도 등이며 국과(菊科)의 월년생초본(越年生草本)이다. 예로부터 중국에서는 여성들이 그 잎을 채취하여 말린 뒤 연지의 원료로 썼다. 또 붉은 색의 염료로서도 많이 사용됐다.

부드러운 잎은 채소로 응용되었으며 씨앗으로 기름을 짜서 식용으로 활용하기도 했다.

홍화의 주성분은 리놀산과 아마유산으로 콜레스테롤을 저하시키고 동맥경화를 예방하며 피부 미용에도 놀라운 효능이 있다.

천연화장품 7 스쿠알렌 미용법

심해 상어의 간유(肝油)로서 스쿠알렌 기름이다. 성질은 피지(皮脂)와 같이 때문에 피부에 바르기 적합하고 이상적인 화장품의 원료로서 널리 애용돼 왔다.

스쿠알렌은 피부의 기름성분을 보충시키는데 훌륭한 효능이 있다. 피부의 습윤도를 유지시킬 수가 있기 때문이다.

또한 스쿠알렌은 모발의 각질층을 보호하고 피부오 모발의 유연도와 탄력을 높여주기도 한다. 특히 스쿠알렌은 냄새가 없고 투명하기 때문에 화장품을 만드는 데에 있어서 이상적인 원료로서 널리 응용되고 있다.

천연화장품 8 두부 미용법

두부는 2천여년 전 중국에서 발명된 것으로 그 원료는 대두(大豆)이다. 대두는 황두(黃豆)로서 일년생 초본이다. 이러한 대두에는 단백질과 지방이 풍부하게 함유돼 있다.

두부의 요리법도 많이 개발돼 있으며 최근에 이르러 유럽에서는 두부가 건강식품으로 각광을 받고 있는 추세다.

특히 두부는 미용 효과가 좋은 피부 윤택 연고의 이상적인 원료로 알려져 있다.

그것은 두부가 신체의 발열을 하강시키기 때문이다. 두부 속에는 또한 보습효과가 뛰어난 레시틴이 함유돼 있어 피부가 필요로 하는 수분을 충분하게 공급하여 준다. 이로 인해 피부를 습윤시키고 윤택하게 하는 효능이 있다.

그럼, 두부를 이용한 피부 미용법을 소개하면 다음과 같다.

❶ 두부 연고

두부를 으깨어 놓고 밀가루를 적절히 섞은 뒤 연고로 만들면 피부를 윤택하게 하는 연고로 사용할 수 있다. 이 연고는 피부의 붉은 반점과 신열(身熱)이 날 때 효과가 있고 살결의 부드러움과 습윤을 유지시킬 수가 있다.

열이 날 때는 두부를 이마에 붙이면 좋고, 두부 연고를 차게 하여 얼굴에 발라 팩을 하면 피부 미용에 좋은 효과가 있다.

이러한 두부 연고는 가장 값이 싼 미용 연고로서 얼굴의 주름살이나 기미를 없애는 데에도 효과가 뛰어나다.

특히 계란 흰자위나 벌꿀, 미역 또는 다시마 가루와 혼합하여 사용하면 효과가 더욱더 좋아지므로 적절히 응용하면 젊고 탄력 있는 피부를 유지하는데 많은 도움이 될 것이다.

천연화장품 9 미역 미용법

미역은 수온이 비교적 낮은 바다에서 자라며 갈조교질(褐藻膠質)과 요드가 풍부하게 함유돼 있다. 특히 미역에서 대량의 글루타민산이 들어있어 조미료의 원료로 많이 쓰인다.

미용제로 미역을 응용하려면 건미역을 물에 불린 뒤 다져서 뜨거운 물에 담그면 끈적거리는 알긴산이 되는데 이것은 훌륭한 식이섬유다. 미역 알긴산을 만드는 데에 가장 좋은 방법은 미역을 잘게 썬 뒤 믹서기에서 갈면 된다.

특히 미역 알긴산은 피부를 자양하는 연고나 피부 미용팩, 그리고 안마와 맛사지의 재료로 쓰면 놀라운 미용효과를 거둘 수가 있다. 미역에는 풍부한 광물질이 다양하게 함유도 있어 좋은 미용팩이다.

평소 이 팩을 꾸준히 얼굴과 몸에 활용하면 피부를 아름답고 건강하게 만드는 효과가 있다. 미역은 또 화장수의 원료로 여러 가지의 자연 미용재료들과 혼합하여 응용할 수도 있다.

02

천연 화장품 만드는
자연 원료 5가지

① 소주 & 청주

소주와 청주는 화장수의 알콜 원료로 응용할 수가 있다. 알콜에는 극히 강한 방부작용이 있어 화장수의 부패를 막을 수가 있기 때문이다. 방부제 역할만을 원한다면 소주면 충분하다. 그러나 청주에는 피부를 윤택하게 하고 탄력있게 하는 성분이 함유돼 있으므로 화장수의 원료로 더없이 좋다.

특히 목욕물에 청주를 약간 첨가하면 훌륭한 목욕물이 되어 많은 미용 효과를 누릴 수 있기도 하다.

이렇듯 술은 수렴성질의 화장수에는 반드시 들어가야 하는 원료이다. 알콜이 휘발될 때는 쾌감을 느끼게 되며 또한 살균능력도 있다. 이때 술의 알콜농도는 20도가 적합하다.

❷ 글리세린

글리세린(Glycerine)은 무색에 냄새가 없고 단맛이 약간 있는 점액성질의 액체로 수분 흡수력이 매우 강하다. 이는 비누 만들때의 부산물이며 또한 석유가 열분해 되는 과정에서 발생한 기체속의 프로필렌에 의해 합성되기도 한다.

의학적으로는 피부를 윤택하게 하고 균열을 방지하는데 응용된다. 또한 통변약으로도 쓰인다.

이러한 글리세린은 앞서도 말했듯이 수분 흡수력이 매우 강하여 수분의 균형을 유지하는데 도움이 된다. 피부의 수분을 보존시켜 항상 피부를 촉촉하게 해주는 역할을 한다. 그래서 글리세린은 화장수의 훌륭한 원료가 되며 피부에는 해가 없다. 특히 글리세린은 값이 싸기 때문에 스스로 화장수와 화장품을 만드는 데에 있어서 이상적인 재료라 할 수 있다.

❸ 좋은 물

좋은 물, 즉 양질의 물은 미용에 있어서 매우 중요하다. 그렇다면 양질의 물이란 도대체 어떤 물인가.

물에 대하여 상세하게 연구하려는 것은 상당히 심오한 학문의 영역에 속한다. 여기서는 미용에 있어서의 물의 작용을 간단하게 소개하고자 한다. 일례를 하나 들어보자.

예를 들어 수세미 외 등 각종 식물의 즙은 활성세포를 거치면서 얻어진 물로서 세포 속의 물이라 할 수 있다. 이들 물에는 생물의 활성(活性)이 그대로 살아있기 때문에 활체수(活體水)라고 한다. 이 활체수는 일반적인 물과는 성질이 약간 다르다. 활체수는 활체(活體)를 수호하는 기능이 매우 강하기 때문이다.

우리가 손쉽게 접할 수 있는 채소의 하나로 흙 속에서 자라고 있는 무를 살펴보자. 무 주위에 있는 물은 흙, 비료, 세균 등과 혼합돼 있어 그것을 직접 마실 수는 없다. 그러나 무를 깨끗이 씻은 뒤 찧거나 강판에 갈아서 그 즙을 짜내면 마시기에 적합한 물이 된다. 이것은 바로 원래의 더러운 물이 무 속에 들어간 후 정화되기 때문이다. 이른바 무(생물체) 세포에는 더러운 물을 정화시키는 능력이 있어 오염된 물이 정화되기 때문에 무즙을 그대로 마실 수가 있게 되는 것이다.

온천의 물과 깊은 산속에서 솟아나오는 샘물은 활체수의 성질과 매우 흡사하다. 그러나 오염된 하천의 물과 수돗물은 질이 좋지 못한 물이다.

그러므로 일상생활에서 양질의 물을 쓰는 것과 질이 나쁜 물로 생활하는 것은 건강과 미용에 있어 크나큰 영향을 미친다.

아무튼 인체에는 수분의 함유량이 60%이상 되고 있기 때문에 물을 공급하기 위한 음식섭취나 화장 등에는 양질의 물을 써야 한다는 것은 너무나도 중요한 사실이다.

물론 인체는 수분만으로 구성된 것이 아니기 때문에 기타 음식과 화장품 재료의 좋고 나쁨에도 물론 유의를 해야 한다.

※ 인체 내부의 활체수와 수돗물의 차이점

활체수와 수돗물은 똑같은 원소, 즉 수소와 산소가 한데 섞여 화학적으로 이루어진 것으로 동물과 식물에게 있어서 없어서는 안되는 중요한 구성부분이다. 성인의 경우 체내에 함유돼 있는 수분은 약 65% 정도 된다.

활체수와 수돗물은 비록 원소는 같지만 분자군의 구조는 서로 다르다. 활체수는 세포를 보호하고 성질을 돕기 위하여 분자(分子)군(郡)이 작다. 그런데 일반물의 분자군은 크며 흩어지는 성질이 있고 다른 물질을 파괴하고 분해시키는 능력을 가지고 있다. 그러므로 일반 물은 물체를 산화시키고 녹슬게 하며 부식되게 하는 가운데 분해를 진행하는 것이다.

그러나 활체수는 세포 속에서 산화작용을 일으키지 않는다. 영양분을 집중시키며 조직의 동화작용을 진행시키는 가운데 체내에 필요한 것을 공급해 주는 역할을 한다.

소위 양질의 물은 이러한 활체수와 가깝다. 그 반대로 분해능력이 강한 물은 질이 나쁜 물에 속한다.

최근에 이르러 많은 화장품 제조회사들은 그들의 화장품에 응용한 물은 천연수, 온천수, 혹은 얼음을 녹인 물이라고 광고들을 하고 있다. 이것이 바로 수질의 좋고 나쁨이 피부에 커다란 영향을 미친다는 사실을 강조하고 있는 것이다.

우리는 스스로 인조활체수를 만들어 피부 보호에 응용할 수가 있다. 이 물은 활체활성수(活體活性水)라고 부르며 피부에 바르는 화장수로 쓸 때는 Mycosmium을 첨가해야 한다.

❹ 알긴산 나트륨 (Alginic acid)

알긴산은 미역속에 함유돼 있으며 끈적거리는 식이섬유이다. 이러한 알긴산을 나트륨, 소금과 섞어서 분말로 만들면 곧 알긴산 나트륨 분말이 된다.

알긴산 나트륨 분말 4g을 100cc의 물에 넣고 섞으면 끈적거리는 점성이 나타나면서 마치 제리처럼 되는데 피부 보호용 연고로 쓰면 된다. 직접 미역을 가지고 만들면 재미도 있고 또한 편리하기도 하다. 이것은 자연의 화장품이므로 마음놓고 쓸 수가 있다.

지금까지 화장품을 만드는 데에 필요한 대부분의 재료를 소개했으므로 이제부터 직접 만드는 방법을 소개하기로한다.

지금까지 소개한 재료로 화장품을 만드는 데에 있어 특별한 도구는 필요가 없다. 다만 컵, 냄비, 과즙기, 스푼, 젓가락, 강판, 칼 등만 있으면 된다.

직접 화장품을 만드는 데에 있어서 활체활성수와 알긴산 나트륨 등은 직접 만들면 더할 나위 없이 좋다. 이를 만들면서 피부 미용에 좋은 각종 재료를 적절히 첨가하여 질이 좋은 천연 화장품을 만들어 쓰면 놀라운 미용 효과를 거두게 될 것이다.

03

피부를 아름답게 하는
천연 화장수 4가지

어떤 화장품을 만들고자 하는 것부터 결정
을 해야 한다. 우리 주위에 어떤 화장품의 재료가 있으며 어떻게 만드는
지, 또 어떤 화장품을 만들면 효과가 가장 좋은가부터 이해를 해야 한다.

화장품을 직접 만들고자 할 때는 가장 쉬운 것부터 시작해야 한다. 예
를 들어 피부를 윤택하게 하는 기름 종류 또는 생강을 갈아서 그 즙을 짜
내는 것 등이다.

무엇을 만들겠다고 결정을 하게 되면 목표를 세워야 한다. 예를 들어
주름살이나 주근깨, 건조되고 노화된 피부, 여드름, 아토피성 피부염 등
을 치료하고자 할 때는 질환의 유형에 따라 필요한 화장품을 만들면 된
다.

만약 화장수를 만들려면 컵만 있으면 된다. 그러나 젤리나 팩등 반고
체의 원료를 만들려면 몇가지의 도구들이 있어야 한다.

이제 각종 화장수와 젤리, 팩 등을 만드는 방법을 알아보자.

❶ 알로에 화장수

• **재료** : 알로에, 활체활성수, 생수.
• **만드는 법** : 알로에 잎의 가시를 제거한 뒤 믹서기에 갈아서 그 즙을
짜내거나 달여서 그 즙을 걸러 써도 이상적이다. 활체활성수 1cc를
알로에 즙 50cc를 담은 용기에 부어 넣는다. 그리고 중류수 또는 생
수를 용기에 적당히 부은 뒤 철저히 혼합한다. 이상의 재료를 믹서
기에 넣고 섞으면 더욱 좋다. 완전히 섞은 뒤 분무기에 넣어서 얼굴
과 몸에 분무하면 된다.
• **효능** : 알로에 화장수는 여드름, 주근깨, 피부 이상에 효과가 있다.
또한 소염과 살균작용도 있다.

해설 방부제를 섞어서는 안된다. 될수 있는 대로 빨리 쓰도록 한다.
만일 남게 되면 냉장고에 보관토록 한다.

❷ 들깨잎 화장수

• **재료** : 들깨잎 달인 즙, 활체활성수, 생수
• **만드는 법** : 들깨잎 즙 10cc에 활체활성수 1cc를 혼합하여 믹서기에
넣고 다시 생수 80cc를 부은 뒤 1분간 작동하면 된다.
• **효능** : 소염, 살균효과가 있다. 들깨잎을 달여서 걸러낸 즙을 목욕제
로 쓰면 근육과 뼈의 시큰한 통증을 해소한다. 따라서 이 즙을 즐겨
쓰면 피부를 젊어지게 하고 탄력과 윤기가 있어 주름살도 예방한
다. 특히 들깨잎즙 화장수는 여드름을 치료하고 모발을 자양하는

효능이 있다.

❸ 생강 화장수

- **재료** : 묵은 생강, 활체활성수, 생수.
- **만드는 법** : 묵은 생강을 강판에 갈아서 그 즙을 내거나 달여서 진한 즙으로 걸러낸다. 이때 강판에 갈아서 걸러낸 즙이면 20cc(달인 즙 일 때는 40cc)를 넣고 믹서기에 붓고 활체 활성수 1cc, 생수 100cc를 넣은 뒤 믹서기에서 2 분간 작동하면 된다. 이때 녹차물로 생수를 대신하면 효과가 더욱 좋아진다.
- **효능** : 피부의 신진대사를 왕성하게 하고 촉촉하고 윤택한 피부로 회복시키므로 면역력을 강화시키는 가장 좋은 화장수이다. 특히 이 화장수는 주름살을 예방, 치료하고 건조한 피부를 촉촉하게 유지시켜 준다.

❹ 올리브유 화장수

- **재료** : 올리브유, 활체활성수, 생수.
- **만드는 법** : 100cc의 용기에 올리브유 20g, 활체활성수 10방울, 생수 200cc를 부어 넣는다. 생수와 기름은 혼합이 잘 안되기 때문에 힘껏 흔들어준다. 그렇게 하면 생수와 기름이 융합되면서 우유빛 상태가 된다.
  단, 이때 주의할 점은 용기를 꽉 채워서는 안된다는 점이다.

반 정도로 담아서 흔들어준다.

- **효능** : 피부에 탄력을 증강시켜 주름살을 예방하고 치료한다. 또한 보습효과가 있어 피부가 건조한 여성이 즐겨 쓰면 좋은 효과를 거둘 수 있다.

해설 올리브유 화장수를 만들 때 올리브유 대신 들기름이나 참기름, 홍화씨 기름, 스쿠알렌 등을 써도 된다. 이때 만드는 방법은 동일하다. 효능도 대동소이 하므로 각자의 취향대로 만들어 쓰면 된다.

04

피부를 윤택하게 하는
천연 미용팩 8가지

미역 또는 다시마 등 해조류로 만든 알긴산
분말에 화장수를 혼합하면 젤리 모양의 물체가 된다. 이 젤리 물체를 미
용팩 또는 미용 맛사지용 젤리로 응용하면 피부에 탄력을 주고 노화를
방지하며 주름살을 예방하고 감소시키는 효과가 있다.

❶ 오이 미용젤리팩

- **재료** : 오이즙, 레몬즙, 알긴산 분말, 활체활성수, 생수
- **만드는 법** : 믹서기로 오이를 갈아서 그 즙을 20cc 짜낸다. 레몬즙은
  10방울, 알긴산 분말 4g, 활체활성수 1cc, 생수 80cc를 한데 섞어서 5
  분간 젓는다.
  만약 분말이 잘 녹지 않을 때는 그대로 1시간 가량 두어서 저절로
  녹도록 한다.

이 미용젤리를 얼굴에 골고루 바른 다음 10분간 문지르며 안마를 한 뒤 물로 씻어낸다. 팩으로 응용할 때는 계란 흰자위와 벌꿀, 밀가루를 약간 섞어서 쓰면 된다. 취침 전에 바르고 아침에 씻어도 되고 1~2시간이 지난 뒤 씻어내어도 된다.

• **효능** : 피부에 활체활성수를 보급하거나 피부를 퍼지게 하여 주름살을 개선한다. 또 주근깨나 검버섯 등을 예방하기도 한다. 특히 피부에 탄력을 줌으로써 젊고 아름다움을 더해주게 된다. 이 젤리나 팩은 피부의 기름때와 피부에 남아있는 각종 불순물을 말끔히 제거시키는 효과도 있다.

❷ 녹차 미용젤리팩

• **재료** : 녹차, 레몬즙, 알긴산 분말, 활체활성수, 생수
• **만드는 법** : 끓인 물 100cc를 녹차에 붓고 우려낸 뒤 차 찌꺼기는 버린다. 알긴산 분말 4g, 레몬즙, 활체활성수 등을 믹서기에 넣고 녹차물을 부어서 5분간 섞는다.
• **사용법** :이 젤리로 얼굴과 필요한 부분에 골고루 바르고 1분간 맛사지를 행한 뒤 씻어낸다. 팩으로 쓰려면 계란 흰자위와 벌꿀, 밀가루를 섞어서 얼굴에 골고루 바른다. 잠자리에 들 때 발랐다가 아침에 씻어내거나 1~2시간 있다가 씻어내도 된다.
• **효능** : 소염작용과 수분을 보충하므로 피부와 허리, 다리 등 전신에 탄력이 있게 하고 주름살을 예방한다. 또 주근깨나 검버섯, 기미 등의 발생을 예방하거나 없애주기도 한다.

❸ 커피 미용젤리팩

• **재료** : 커피, 알긴산 분말, 활체활성수.
• **만드는 법** : 커피 진한 즙 100cc, 활체활성수 1cc, 알긴산 분말 4g을 함께 섞은 뒤 이 젤리로 얼굴과 필요한 신체부위에 골고루 바르고 충분히 맛사지를 한다. 시간은 10~20분간이 적당하다. 팩으로 쓸 때는 계란 흰자위나 벌꿀을 섞어서 응용하고 얼굴에 골고루 펴서 바른 뒤 1~2시간 있다가 씻어낸다.
• **효능** : 카페인은 피부를 수축시키며 탄력이 있게 한다. 또 다이어트 효과도 뛰어나다.

　해설　이 젤리로 맛사지를 하거나 팩으로 쓴 뒤에는 물로 철저하게 씻어내도록 한다.

❹ 우엉 미용젤리팩

• **재료** : 우엉 약간, 알긴산 분말 4g, 활체활성수 1cc.
• **만드는 법** : 우엉을 물로 달여 그 즙 100cc를 걸러낸 뒤 나머지 재료와 함께 믹서기에 넣고 철저히 혼합한다. 팩으로 응용할 때는 계란 흰자위와 벌꿀, 밀가루를 약간 섞고 믹서기에서 고르게 혼합하여 밤에 잠자리에 들 때 바르고 잔다. 다음날 아침에 미지근한 물로 씻어내면 된다. 또 팩을 한 뒤 1~2시간이 지난 뒤 씻어내도 된다.
• **효능** : 이 젤리와 팩으로 피부를 맛사지 하면 피부에 윤기가 나게 되고 탄력이 넘치게 된다. 주름살이나 주근깨, 검버섯 등을 없애주는

효능도 있다. 특히 우엉에는 수렴효과가 있어 피부의 탄력을 증가시키므로 피부가 느슨해지지 않도록 예방해주는 효과가 탁월하다.

❺ 생강 미용젤리팩

- **재료** : 묵은 생강, 알긴산 분말, 활체활성수, 생수
- **만드는 법** : 묵은 생강을 믹서기에 갈아 그 즙 10cc를 걸러낸다. 그런 다음 활체 활성수 1cc, 생수 90cc, 알긴산 분말 2g과 함께 믹서기에 넣고 5분간 잘 섞어준다.
- **사용법** : 이 미용젤리를 얼굴 또는 필요한 부분에 골고루 바른 뒤 10분간 맛사지를 행한다. 씻어내지 말고 그대로 두면 효과가 더욱 좋다.
  한편 팩으로 사용할 때는 계란 흰자위, 벌꿀, 밀가루를 섞어서 밤에 잠잘 때 바르고 잔다. 다음날 아침 미지근한 물로 씻어내거나 바른 뒤 1~2시간 지나서 씻어내면 된다.
- **효능** : 이 젤리와 팩은 피부의 신진대사를 왕성하게 한다. 피부의 탄력이 있게 하며 팽팽하게 하면서 주름살, 주근깨, 검버섯 등을 제거하거나 예방하는 효과가 있다. 특히 피부가 트고 갈라지는데 효과가 뛰어나다.

❻ 소금 맛사지

일반적으로 굵은 소금으로 몸을 문지르면 반드시 맛사지 효과를 거둘

것이라는 생각을 하고 있을 수가 있다. 그런데 사실은 그렇지가 않다. 만약 과립 모양의 소금으로 맛사지를 행하면 소금을 몸에 뿌린 뒤 반드시 녹기를 기다렸다가 맛사지를 하는 것이 좋다.

피부에 뿌린 소금이 녹으면서 피지(皮脂)와 결합이 되면서 피부에 덮여야만이 피부를 윤택하게 하는 효과가 나타나기 때문이다.

소금을 피부에 뿌리고 얼마 동안 있다가 물로 샤워를 하면 피부가 느슨해지지 않고 탄력이 있으면 윤택하고 빛이 나게 된다. 특히 청결의 기본적인 효과도 있다.

한편 맛사지를 행할 때 힘을 주어서는 안된다. 가벼운 동작으로 맛사지를 해야 한다.

맛사지에 쓰이는 소금은 자연소금을 써야 한다. 특히 굵은 소금이 좋다. 자연 소금에는 광물질이 풍부하게 함유돼 있기 때문이다. 정체염, 또는 첨가물이 있는 소금은 절대로 써서는 안된다. 자연 그대로의 소금이 아니면 부작용이 일어나게 된다. 즉 피부에 따가운 느낌이 들게 된다.

이상에 소개한 소금 맛사지의 방법은 적절해야만이 피부에 좋은 미용 효과가 나타나게 된다. 목욕물에 자연 소금을 조금 섞으면 목욕물에 광물질이 풍부해지기 때문에 각종 피부 질환을 치료 할 수가 있다. 농도가 적절하면 아토피성 피부염을 치료할 수 있다는 학계의 보고가 있기도 하다.

🟤 미역 미용젤리팩

• **재료** : 건미역 25g, 따뜻한 물 80cc, 활체 활성수 1cc, 알로에즙 적당

량, 토마토즙 10g.

- **만드는 법** : 마른 미역을 분말로 만든 다음 따뜻한 물 80cc, 활체 활성수 1cc, 알로에 즙, 토마토 즙과 함께 믹서기에 넣고 잘 섞은 뒤 그릇에 부어서 젤리 모양이 되게 한다. 이것이 바로 미용젤리이다.

- **사용법** : 이 젤리를 얼굴과 필요한 부위에 골고루 바르고 1~2시간 정도 있다가 미지근한 물로 씻어내면 된다.

  한편 팩으로 응용할 때는 계란 흰자위, 벌꿀, 토마토즙, 밀가루 등을 섞어서 잠자리에 들 때 얼굴에 바른 뒤 잔다. 다음날 아침 미지근한 물로 씻어내면 된다.

- **효능** : 미역에 함유돼 있는 광물질과 알로에의 특성은 피부를 다스리고 조절하며 윤택하게 하는 효능이 있다. 알긴산은 피부의 따끔한 증상을 해소하고 신진대사를 촉진시키는 작용이 있어 주름살을 예방, 치료한다. 특히 검버섯이나 주근깨 등을 없애주고 발병을 예방하는 효과 또한 뛰어나다.

  한편 이 처방을 활용할 때 알로에 즙 대신 들깨잎 즙이나 어성초 즙을 써도 된다. 또 알로에, 들깨잎, 어성초 즙 대신 커피즙, 녹차즙, 또는 우엉 달인 즙으로 대처해도 된다. 카페인이 함유돼 있어 피부가 느슨해지는 것을 방지하고 탄력을 증강시키는 데서 더욱 좋은 효과를 발휘하기 때문이다.

❽ 요구르트 미역 미용 젤리팩

- **재료** : 요구르트 · 건미역 25g, 따뜻한 물 40cc.

• 만드는 법 : 미역을 잘게 부순 뒤 따뜻한 물 30cc 와 함께 믹서기에 넣는다. 미역이 불려지면 믹서기를 작동하여 완전히 으깬 뒤 요구르트를 섞으면 미용 젤리가 된다. 이렇게 만든 미용 젤리를 얼굴 부위에 바른 뒤 1~2시간 정도 지나면 미지근한 물로 씻어내면 된다.

한편 이 처방을 팩으로 사용하려면 계란 흰자위, 밀가루, 토마토 즙을 첨가하여 잠자리에 들 때 바르고 잔다. 다음날 아침 미지근한 물로 씻어내면 된다.

해 설   요구르트에 들어있는 유산(乳酸), 단백질, 아미노산 등은 피부로 하여금 약알카리성을 유지시키게 하고 피부에 영양분을 공급하므로 피부를 윤택하게 한다. 또 주름살을 예방하고 감소하며 주근깨나 검버섯 등을 퇴치하는 데에도 효과가 있어 훌륭한 피부 미용 작용이 있다.

05

아름다운 피부를 가꾸는 미용 수렴제 3가지

❶ 레몬 수렴 화장수

- **재료** : 레몬즙 20cc, 활체 활성수 1cc, 글리세린 100cc, 80%의 알콜 20cc, 생수 50cc.
- **만드는 법** : 이상의 재료를 믹서기에 넣고 1분간 작동하여 혼합하면 된다. 만들어진 화장수는 분부기 또는 병에 담아서 쓴다.
- **효능** : 이 레몬 수렴성 화장수는 피부의 탄력을 강화시키고 주름살을 예방, 감소시키는 데에 탁월한 효과가 있는 이상적인 화장수이다.

해 설 글리세린과 알콜은 약국에서 구입하면 된다. 주정 함량이 20%인 소주로 알콜과 물을 대신해도 된다.

만약 레몬을 피부에 바르고 즉시 나가서 햇볕을 쬐이면 피부에 반점이 생기게 된다. 그러므로 레몬즙을 바른 뒤에는 외출을 삼가는 것이 좋다. 굳이 외출을 해야 할 사항이라면 반드시 녹차즙 또는 들깨잎 즙을 섞은 물로 세안을 한 뒤 외출을 하도록 한다.

❷ 소주 수렴 화장수

- **재료** : 소주 50cc(주정 함량 20%), 글리세린 10cc, 양조식초 또는 과일 식초 2 cc, 활체활성수 1cc, 생수 37cc.
- **만드는 법** : 이상의 재료를 믹서기에 넣고 1분간 작동하여 골고루 섞이게 한다.
- **효능** : 이 화장수는 약산성 알콜 성분의 수렴화장수로 이를 가지고 비누로 삼아 세안을 하면 피부의 알카리성을 중화시키는 효능이 있어 피부에 탄력이 넘치게 한다. 느슨해지지 않게 함으로써 주름살을 방지하고 수분을 보충시키게 된다.

  한편 글리세린에는 습기를 흡수하는 작용이 있기 때문에 피부에 보습효과를 가져다 주게 된다. 따라서 이 화장수는 남성의 면도 후에 바르는 화장수로 응용해도 된다.

해 설 이 화장수에 쓰이는 생수 대신 알로에 즙이나 들깨잎즙, 우엉 달인 즙으로 대신하면 효과가 더욱더 좋아지게 된다.

❸ 매실 수렴 화장수

- **재료** : 매실 신선한 것 또는 절인 것 적당량, 소주 80~90cc, 활체활성수 1cc.
- **만드는 법** : 신선한 매실을 그대로 쓰고 절인 것으로 더운 물속에

2~3시간 담궈 두었다가 짠맛을 우려낸 뒤 쓴다. 소주는 먼저 따뜻하게 데운 뒤 식혀서 매실을 소주에 담근다. 24~72시간 동안 그대로 둔 다음 활체 활성수를 섞으면 된다.

• **사용법** : 세안을 한 뒤 이 화장수를 얼굴에 바른다.

• **효능** : 주근깨, 기미를 개선한다. 이 화장수를 얼굴에 먼저 바르고 나서 몇분이 지난 뒤 세안을 하면 효과가 더욱 뛰어나게 된다.

특히 이 화장수는 신경통 치료에도 효과가 있어 잠자리에 들 때 아픈 곳에 바르면 된다.

해 설 피부가 건강한 사람이면 바르고 나서 잠자리에 들면 된다. 그러나 피부가 약하거나 건강하지 못하면 바르고 나서 1시간이 지난 뒤 즉시 씻어내고 잠자리에 들어야 한다.

한편 이 화장수는 오래 두기가 어려우므로 반드시 냉장고에 보관해야 하며 가급적 빠른 시일내에 쓰는 것이 좋다.

06

올바른 피부 손질법 3가지

❶ 로션이나 크림 등도 주의해서 써야 한다.

피부가 거친 사람은 로션이나 크림 등을 유의해서 쓰는 것이 좋다. 수분과 유분을 주기 위하여 그런 화장품을 쓴 뒤 자칫하면 피부를 손상시키는 원인이 될 수 있기 때문이다. 특히 석유제품이 함유된 화장품은 피부에 상당한 해를 끼친다.

맛사지를 할 때도 크림이나 로션 등을 많이 쓰는 것은 좋지 않다. 왜냐하면 유성성분이 모공(毛孔)을 막아버림으로써 여드름을 돋아나게 하는 원인이 될 수 있기 때문이다. 그 대신 과일젤이나 자연화장수를 쓰는 것이 좋다.

❷ 맛사지는 맨손으로 하는 것이 좋다.

맛사지와 안마는 맨손으로 하는 것이 가장 좋다. 가볍게 살며시 맛사지를 행해야 하며 날마다 지속적으로 행해야 좋은 효과를 볼수 있다. 특히 맛사지를 한 다음에는 자연 화장수로 수분을 공급해주는 것이 좋다. 가장 좋은 자연 화장수로는 어성초 화장수를 이용하는 것이다.

맛사지를 하는 요령

① 얼굴 아래쪽에서 위쪽으로, 또 좌우로 각각 10회를 문질러 준다.

② 두 눈 위쪽을 중심으로 삼고 바깥쪽으로 8회씩 문질러준다.

③ 아래턱에서 시작하여 볼을 어루만지면 태양혈까지 이르는데 좌우 각각 10회씩 문질러준다.

④ 손가락으로 양쪽 귀를 8회씩 가볍게 어루만진다.

⑤ 목 뒷덜미에서 시작하여 앞쪽을 향해 좌우 각각 10회를 어루만지고 아래서 좌우 각각 8회를 어루만져 준다.

⑥ 시간이 있다면 손목과 다리를 가볍게 문질러 준다.

⑦ 허리, 가슴을 몸 바깥쪽에서 시작하여 안쪽으로 주무르며 들어온다.

⑧ 면수건으로등을 마찰한다. 화학섬유 수건은 쓰지 말아야 한다.

한편 맛사지나 안마 또는 목욕을 할 때 목욕수건을 많이 쓰는데 가장 좋은 방법은 부드러운 손바닥을 사용하는 것이다. 그 다음이 면으로 된 목욕수건이다. 수세미 외속을 쓰면 약간의 상쾌한 느낌이 있다. 솔 또는 목욕수건을 쓸 때는 화학섬유 제품을 피하도록 한다. 화학섬유를 오래 쓰면 반드시 좋지 못한 부작용이 나타나기 때문이다. 특히 너무 많이 해도 좋지 않으므로 매일 가벼운 마음과 동작으로 2회씩만 행해야 한다.

❸ 알레르기 어떻게 하나?

화장품의 재료가 되는 것 중에 어떤 것은 특정한 사람의 피부에 대해 과민반응을 일으킬 수 있다. 그러므로 비록 자연 화장품 재료일지라도 사용전에 반드시 팔꿈치 안쪽이나 피부가 연한 곳에 발라본 다음에 사용해야 한다. 약 이틀 정도 지났는데도 아무런 이상반응이 없으면 직접 만든 화장품을 안심하고 사용해도 된다.

그러나 피부에 실험해 봤을 때 붓고 가려움증이 나타나면 지체없이 활체 활성수를 바르면 가려움증을 감소시킬 수 있다. 활체활성수는 피부에 대하여 과민반응이 일어나지 않기 때문이다.

07

미용효과 뛰어난 먹는
화장품 31가지

화장품을 만들 수 있는 재료는 매우 많다. 그러나 그 핵심은 피부와 얼굴을 아름답게 하면서도 건강을 유지시킬 수가 있는 것이어야 좋은 화장품의 요건을 갖춘 것이라 할 수 있다. 이런 재료를 가장 우선적으로 활용해야 한다. 특히 이같은 재료는 모두 먹을 수가 있으며 영양도 풍부한 것들이다. 따라서 이들 재료들은 많이 먹고 나면 몸이 건강해지고 아름다워진다. 얼굴이 윤택해지고 탄력이 생기게 되며 주름살을 없애주기 때문이다.

그럼 비교적 영양이 풍부한 먹는 화장품 31가지를 소개하면 다음과 같다.

❶ 현미

현대 사람들은 입맛을 찾느라고 영양보다는 맛에 치중하는 경향이 적지 않다. 그런 탓에 쌀을 주식으로 삼고 있는 우리나라의 경우 대부분의 사람들은 백미를 주로 먹는다. 그러나 백미는 쌀의 표피를 감싸고 있는 미강(米糠)을 벗겨버려 쌀눈을 제거한 쌀이다. 그런데 공교롭게도 쌀의 영양은 바로 미강과 눈에 집중돼 있으므로 백미는 그만큼 영양이 반감된 쌀이라 할 수 있다.

그래서 요즘 들어 현미에 대한 관심이 부쩍 늘어나고 있다. 쌀의 미강과 쌀눈을 제거하지 않은 현미는 영양이 가장 풍부한 쌀로 인정을 받고 있기 때문이다.

그러나 한 가지 결점은 있다. 현미는 풍부한 영양을 가지고 있는 반면 밥맛이 없고 먹기가 좋지 않다는 점이다. 그러나 건강을 위해서, 그리고 피부 미용을 위해서 현미를 먹는 것이 가장 좋다.

특히 일본에서는 미강을 주머니 속에 넣어서 목욕할 때 몸을 문지르면 피부가 고와지고 윤기가 난다 하여 각광을 받고 있기도 하다.

❷ 배추

채소에는 일반적으로 모두 비타민 C를 풍부하게 함유하고 있다. 그 뿐만이 아니다. 비타민 A와 비타민 B 등 다양한 영양소가 들어있다. 이중에서 비타민 C는 삶거나 볶을 때 파괴되지만 비타민 A와 B는 그렇지 않다.

이러한 배추는 건강에 유익한 작용을 하는 채소 중 하나다. 원래 유럽이나 미주지역에서는 배추를 심지 않았으나 건강에 유익한 효능이 있는 채소로 알려지면서 재배가 되고 있을 정도다.

특히 미역국에 배추를 넣어 먹으면 위장을 다스리고 조절하는 작용이 있다. 또 열을 내리고 배설을 촉진시키는 효과가 있다. 일찍이 한의학에서는 배추가 피부병을 고친다고도 했다.

❸ 양배추

양배추의 정식 이름은 결구감람(結球甘藍)이다. 이러한 양배추에는 비타민 V가 풍부하게 함유돼 있어 위궤양을 예방, 치료하는 효능이 뛰어난 채소이다.

특히 양배추는 위장약의 재료로도 쓰이고 있어 평소 양배추를 즐겨 먹으면 위장을 튼튼하게 하고 피부미용에 좋은 영향을 미친다.

❹ 호박

호박은 채소로 널리 먹고 있다. 칼로리가 높지 않고 비타민이나 카로틴, 그리고 다양한 광물질이 풍부하게 함유돼 있어 영양가치가 높은 채소로 꼽히고 있다.

이러한 특성으로 인해 호박은 피부 미용에도 유익한 작용을 하는 식품이고 녹황색 채소의 대표적인 식품이기도 하다.

따라서 평소 호박을 즐겨 먹으면 당뇨병이 개선되고 신장결석이나 신경통, 간장장애에 효과가 있다. 또한 변비 증상을 개선하고 백내장이 치료되며 여드름이나 기미, 주근깨 등을 예방, 치료하는 데에도 효과가 뛰어나다.

특히 당뇨병 환자나 피부에 염증이 잘 발생하는 사람은 호박을 많이 복용하는 것이 좋다. 무엇보다 미용을 위해서는 호박을 다양하게 즐겨 복용하는 것이 많은 도움을 줄 수 있다.

❺ 가지

가지는 식용 열매지만 약용으로도 많이 쓰이며 음성(陰性) 채소의 대표적인 것이다.

이러한 가지의 자주색 껍질 속에는 비타민 P가 함유돼 있다. 이는 혈관을 강화시키고 고혈압을 치료하는 효능이 있다. 그 뿐만이 아니다. 모세혈관을 강화시켜 혈관에 미세한 균열이 발생하지 않도록 함으로써 뇌일혈(腦溢血)을 예방할 수가 있다.

또한 가지에는 비타민 A, B₁, B₂, C, 그리고 칼슘, 단백질이 풍부하게 함유돼 있기도 하다.

그러나 가지는 음성(陰性)식품이기 때문에 천식질환이 있는 환자는 그 복용을 삼가는 것이 조다.

❻ 양파

양파는 이상적인 채소로서 휘발성의 성분을 가지고 있기 때문에 썰 때는 눈이 따갑고 맵다.

이러한 양파는 어떻게 먹어도 상관이 없으나 날 것으로 먹는 게 가장 좋다. 천연의 알카리성 식품이고 비타민 B와 C가 풍부하게 함유돼 있다. 또 장(腸)을 다스리고 폐(肺)를 강화시키며 피로를 해소한다. 특히 정신을 안정시키는 효능이 뛰어나다.

다치거나 화상을 입었을 때 양파즙을 바르거나 양파를 얇게 썰어서 상처에 붙여두어도 효과가 나타난다.

또 양파를 약한 불로 볶으면 단맛이 나오게 된다. 따라서 설탕을 먹을 수가 없는 상황이라면 양파를 활용하는 것이 좋다.

특히 양파에는 피부를 윤택하게 하고 탄력이 있게 하며 주름살을 예방하는 효과가 있다. 또 주근깨, 기미, 검버섯을 없애주는 효과 또한 뛰어나 평소 피부 미용을 위해 양파를 즐겨 먹으면 분명 효과가 있다. 이때 날 것으로 먹으면 더욱 효과가 좋다.

❼ 마늘

마늘에는 상당히 많은 약효가 있다. 즉 세균성 이질이나 아메바성 이질에 효과가 있고 폐결핵이나 적충, 구충 등을 퇴치할 수도 있다.

이러한 마늘은 예로부터 강장제로 널리 애용돼 왔고 향신료로서도 널리 활용돼 왔다. 마늘의 냄새는 휘발성질을 가진 원소로서 항균작용이 있다.

이러한 마늘은 비타민 B_1의 흡수를 촉진시키는 작용이 있어 무좀을 예방하고 정신을 맑게 하는 효과가 있다. 또한 마늘은 혈액순환을 개선시키며 신경통을 다스린다. 동상이나 화상 등을 치료하기도 한다. 특히 마늘은 피부 미용에도 탁월한 효과가 있다.

그러므로 평소 마늘을 굽거나 익혀서 많이 먹으면 피부가 고와지고 탄력이 생기며 주름살의 생성을 예방하여 젊음을 간직하게 해주는 식품으로 가치가 높다.

❽ 부추

부추는 백합과(白合科)의 다년생 근초본(多年生 根草本)이다. 잎과 꽃은 채소로 쓰이고 씨앗은 약용으로 많이 응용되고 있다. 그 약효는 주로 허리와 무릎의 시큰한 통증을 다스리고 유뇨(遺尿)와 대하증을 치료한다.

이러한 부추는 영양이 풍부한 채소다. 특히 정력을 증강시키는 효능이 강하다. 옛말에 파, 부추, 마늘은 공문(公門)에 들어갈 수가 없다는 말이 있을 정도다. 이렇듯 승려들에게 마늘과 파, 부추를 먹지 못하게 한 것은 이들 채소를 먹으면 정력이 왕성하여 잡념에 들게 하므로 수행에 영향을 미치기 때문이다.

부추의 약효는 다양하다. 세균의 번식을 억제하며 위와 장의 점막기능을 활성화 시키기도 한다. 특히 간장기능을 활성화시키므로 기미를 예방한다. 또한 피부에 탄력이 생기게 하기도 한다.

이외에도 평소 피로하거나 설사 기운이 있을 때는 부추를 먹으면 개선이 되기도 한다. 특히 부추는 병이 들어 허약한 체질을 빠른 속도로 회복시켜 주는 효능이 있으며 피부 미용에도 뛰어난 약효를 발휘하는 채소로 가치가 높다.

❾ 파

파의 주성분은 양파와 비슷하다. 비타민 A가 풍부하게 함유돼 있다. 또한 파의 푸른 잎은 절대로 버려서는 안된다. 파의 푸른 잎에는 훌륭한 미용 효과가 있기 때문이다. 이외에도 파에는 비타민 B_1, B_2,C, 니코틴산과 각종 광물질이 다양하게 함유돼 있기도 하다. 칼슘이나 나트륨, 철분이 그것들이다.

그러나 파의 최대 가치는 각종 비타민과 광물질이 다양하게 함유돼 있다는 것만이 아니다. 파에는 일종의 휘발성 유화물(乳化物)인 프로필렌이 함유돼 있어 그 가치를 배가시키고 있다.

왜냐하면 프로필렌은 인체 속에서 비타민 B_1과 합성이 되면 단순한 비타민 B₁ 보다 더욱더 흡수가 잘 되게 하므로 비타민 B₁의 작용을 상승시키는 효과가 있다. 따라서 무좀을 치료하고 정신을 진작시키며 정력의 원천이 된다.

특히 생선과 육류에는 비타민 B₁이 함유돼 있기 때문에 이들 요리에는 반드시 파나 양파, 마늘을 넣어 요리해야 만이 생선과 육류 속의 비타민 B₁을 충분하게 섭취하고 이용 또한 할 수가 있다.

이외에도 파와 유화물질은 정장작용(整腸作用)과 기생충을 박멸하는 효능이 있다. 그러나 삶거나 볶으면 약효가 크게 감소하므로 파는 날 것으로 먹는 것이 가장 좋다. 그러나 신장 기능이 좋지 않은 사람은 날 것을 먹지 않도록 한다.

한편 현대 약리학적 연구 결과에 의하면 파는 다음 4가지의 작용을 하는 것으로 밝혀졌다. 보혈작용이 있고 동맥경화를 예방하며 파의 흰대공에는 인질성분이 함유돼 있어 건뇌작용이 있다는 것이다.

특히 파에는 보혈작용이 있어 얼굴에 건강한 혈색이 돌게 하고 피부에 탄력을 증강시키며 주름살을 예방하는 훌륭한 미용 효과가 있는 것으로 밝혀졌다.

⑩ 연근

연근은 식용과 약용으로 두루 쓰인다. 예로부터 연근은 정력을 증강시키고 사(邪)를 몰아내며 강한 지혈작용이 있어 위와 장 출혈, 잇몸 출혈, 코피 등 여러 가지 출혈증상에 효과가 뛰어난 것으로 밝혀져 있다.

이러한 연근을 먹는 방법은 다양하다. 기침을 멎게 할 요량이면 연근탕을 먹으면 된다. 또 연근을 즙을 낸 뒤 토마토즙 또는 무즙에 섞어서 마시면 미용에 탁월한 효과가 있다. 기미나 주근깨, 검버섯 등을 예방, 치료하는 효능이 있기 때문이다. 특히 주름살의 예방에도 상당한 효과를 발휘하는 것으로 알려져 있다.

이외에도 연근즙과 요구르트, 알긴산 분말, 밀가루, 계란 흰자위를 섞어서 만들어낸 맛사지 크림과 팩을 써도 아름다운 피부를 가꾸는데 놀라운 효과가 있다.

⑪ 토란

토란은 잎과 줄기를 모두 식용할 수 있다. 영양가치가 매우 높은 채소 중 하나다. 토란의 전분은 양질의 전분으로 풍부한 광물질과 각종 비타민이 다양하게 함유돼 있기 때문이다.

이러한 토란에는 섬유질도 많기 때문에 정장작용(整腸作用)과 지사작용(止瀉作用)이 있다. 또 토란에는 훌륭한 미용작용이 있어 피부를 곱고 희게 하며 탄력이 생기게 한다.

⑫ 감자

감자는 식용 외에 전분과 알콜의 원료로도 많이 쓰인다. 감자의 전분은 양질의 전분으로 풍부한 단백질과 비타민 B_1, B_2, C, 철분, 칼슘이 함유돼 있어 훌륭한 영양식품이면서 훌륭한 미용 건강식품이기도 하다. 따라서 평소 감자를 즐겨 먹으면 피부가 부드러워 지고 탄력이 있을 뿐만 아니라 노화를 완화하고 주름살의 생성도 방지한다.

⑬ 고추

고추의 원산지는 미주 열대지역이며 식욕을 증진시키는 식품이다. 고추는 또한 모든 채소 가운데 영양이 가장 많은 채소로소 함유하고 있는 카로틴의 양은 당근의 2배이다. 이밖에도 풍부한 비타민 A, B₁, B₂, C, 칼슘, 칼륨, 인, 철분이 함유돼 있기도 하다.

그래서 평소 고추를 즐겨 먹으면 건강에 유익할 뿐만 아니라 미용에도 효과가 뛰어나다. 모발이나 피부, 손톱 등에 윤기가 나게 하고 피부의 탄력을 증강시키며 피부를 매끄럽게 한다. 특히 고혈압과 당뇨병 환자에게 가장 좋은 식품이고 동시에 성욕을 증진시키는 효능도 있다.

또한 고추 속에는 전분 효소 등 여러 종류의 성분이 함유돼 있어 소화와 식욕을 증진시키기도 한다.

특히 겨울철 욕탕에 고춧물을 약간 첨가하여 목욕을 하면 추위를 막아내는 효능이 있고 피로를 해소하며 근육과 뼈의 시큰한 통증도 치료한다.

그러나 고추가 비록 영양이 풍부한 식품이긴 하지만 위장 궤양이나 치질, 자궁, 방광, 눈, 코 등의 점막질환을 앓고 있는 경우는 그 복용을 금해야 한다.

⑭ 후추

후추는 후추과 다년생 덩굴식물이다. 이러한 후추는 혈압을 높이는 작용이 있기 때문에 위의 기능을 제고시킨다. 그래서 속이 냉하고 식욕이 없으며 저혈압인 사람은 후추를 즐겨 먹는 것이 좋다.

한편 후추는 양성식품(陽性食品)이기 때문에 음성식품(陰性食品)과 조화를 이루도록 배합해서 써야 한다. 예를 들어 음성식품인 가지나 패류(貝類), 육류 등의 음식에는 후추를 첨가해서 먹는 것이 좋다.

특히 후추는 혈액순환을 촉진시키는 효능이 있어 피부에 혈색이 돌게 하고 윤기가 나게 하며 탄력을 증강시키는 효능이 있다.

⑮ 매실

매실은 장미과 낙엽고목의 열매를 절이는 등의 방법으로 만든 식품이다. 이는 인체 내에서 산과 알카리의 균형을 조절할 수가 있다.

매실주로 담아도 이같은 매실의 효능은 발휘된다. 특히 매실은 물과 음식, 혈액의 독성을 예방하는 효능도 있다.

이러한 매실에는 레몬산, 구연산, 사과산, 피크리산 등이 함유도 있어 인체 속에 들어오면 알카리성으로 변하게 된다. 특히 피크리산은 간장기능을 강화키는 효능이 있어 술잔에 매실을 띄워서 먹는 풍습이 있기도 하다.

따라서 평소 매실을 한 개씩 매일 먹으면 훌륭한 건강식이 된다. 특히 얼굴에 난 기미나 검버섯의 생성을 예방하고 제거하는 큰 효과가 있다.

이외에도 매실은 혈액순환을 촉진시키므로 피로를 해소하고 냉한 체질을 개선한다. 또 얼굴색을 곱게 하고 윤기가 나게 하며 팽팽하고 탄력이 나게 한다.

⑯ 포도

포도에 함유돼 있는 당분은 인체가 직접적으로 흡수할 수가 있는 일종의 단당(單糖)이다. 특히 포도에는 보혈(補血)과 혈액순환을 촉진하는 작용이 있어 피부를 윤택하게 하고 모발을 아름답게 하는 등의 효능을 발휘한다.

따라서 평소 포도를 즐겨 먹으면 건강과 미용에 유익한 작용을 발휘한다. 특히 포도주는 심장질환을 개선시킬 뿐만 아니라 위를 튼튼하게 하고 이뇨작용이 뛰어나며 정신을 맑게 하는 효능이 있다.

일례로 프랑스 사람들에게는 심장병의 발병률이 낮은데 그 이유의 하나로 거론되고 있는 것이 평소 프랑스 사람들이 즐겨 마시고 있는 붉은 포도주와 연관이 깊다는 것이다.

그러나 붉은 포도주에 함유돼 있는 타닌성분은 빈혈에 대해서 역효과를 나타낼 수도 있으므로 빈혈환자인 경우는 백포도주를 마시는 것이 좋다.

특히 자주색 포도는 지혈과 염증을 억제시키는 효과가 있으므로 몸이 아픈 환자의 경우는 자주색 포도를 먹는 것이 좋다.

이러한 포도에는 당분이 많고 음성식품에 속하므로 식품의 음양조화에 유의해야 한다. 그렇게 될 때 포도는 여러 가지 질병에 대하여 뛰어난 치료 효과가 있다.

대표적인 질병으로는 신경성 소화불량이나 식욕부진, 헛배가 부른 증상을 다스린다. 또 위장운동을 촉진하고 위산과다나 치질, 알콜 중독, 그리고 습관성 변비에도 효과가 있다. 특히 중풍이나 간장비대, 늑막염이나 월경불순을 개선하고 기미나 주근깨를 없애주며 주름살을 예방하기도 한다.

현재 미국에서는 포도를 응용하여 신경성 기침이나 피부병, 괴혈병, 신장염 등을 치료하고 있기도 하다.

특히 포도는 단맛이 나지만 흰설탕과 같은 폐해는 없다. 그러므로 당뇨병 환자의 영양 식품 중 하나로 인기가 높다.

피부, 그중에서도 피부가 거칠고 탄력이 없으며 혈색이 없는 여성은 평소 포도즙 또는 포도를 즐겨 먹으면 피부 미용에 좋은 효과가 있다.

⓱ 표고버섯

표고버섯은 균사(菌絲)의 집합체로 부패된 물질을 해가 없는 물질로 전환시키는 능력이 있다. 또 인체의 건강을 유익하게 하는 성분이 풍부하게 함유돼 있고 최근의 연구 결과에 의하면 항암작용도 있는 것으로 밝혀졌다.

신선한 표고버섯을 건조시키면 비타민 D의 함량을 높이게 되며 기타의 영양성분도 따라서 증가하게 된다.

이러한 표고버섯은 특히 미역과 함께 끓이면 맛의 상승효과가 있고 또 미용에도 뛰어난 약효를 발휘한다.

⓲ 미역 & 다시마

미역과 다시마는 온난한 해역에서 많이 자란다. 둘다 해조류로서 피부미용에 있어서 뛰어난 효과를 지닌 식품으로 알려져 있다. 그중에서도 노화를 방지하는 효능이 탁월하다. 해조류에 풍부하게 함유돼 있는 비타민 A와 광물질은 인체의 균형을 유지시키고 피부미용에 중요한 역할을 담당하기 때문이다. 특히 철분과 칼슘이 부족하거나 결핍된 사람은 반드시 미역과 다시마를 많이 먹어주는 것이 좋다.

그래서 피부 미인을 꿈꾸는 여성들에게도 미역과 다시마는 최고의 식품으로 꼽힌다. 피부를 곱게 해주고 탄력이 넘치게 하며 아름다운 모습을 유지시켜 준다.

특히 해조류에는 육지의 식물에는 함유돼 있지 않은 성분인 요드가 함유돼 있기도 하다.

따라서 평소 미역과 다시마를 즐겨 먹으면 주름살을 예방하고 없애주며 피부에 탄력을 더해준다. 또 기미나 검버섯, 주근깨를 개선시켜 주기도 한다.

⑲ 톳나물

톳은 바다에서 나는 해조류로서 따뜻한 연안 바다 바위에서 자란다. 다년생 해조류로 알려진 톳은 반찬으로 해먹기도 하고 약용으로도 쓰인다.

이러한 톳은 해조류 가운데 철분을 가장 많이 함유하고 있는 해조이다. 그래서 영양가치가 높은 식품으로 평가받고 있다.

톳의 미용가치는 미역이나 다시마와 비슷하다. 특히 피부 노화로 인해 빚어진 주름살의 예방에 톳은 특별한 효과가 있다.

⑳ 은행나무 잎

은행나무의 부드러운 잎에는 여러 종류의 후라보노나 징코 성분이 함유돼 있다. 이들 성분은 말초혈관을 확장시키고 혈액의 점도(粘度)를 희석하며 뇌조직 내의 포도당 농도를 높인다. 또 유산을 억제하는 작용이 있다. 다시말해 머리를 맑고 총명하게 하여 노인성 치매를 예방한다. 또 말초 혈관을 확장하여 혈류의 흐름을 원활히 함으로써 피부를 자양하는 효과가 뛰어나다. 이로 말미암아 노화를 완화하고 주름살의 생성을 막아준다. 또 피부에 건강한 혈색이 돌게 하고 탄력을 증강시키는 작용을 발휘한다.

따라서 은행나무를 정원 또는 분재로 심어서 그 잎을 채취하여 즙으로 짜서 복용하면 뛰어난 미용효과를 거둘 수 있다. 특히 대뇌의 기능을 촉진하여 노인성 치매를 예방하는 효과도 있다.

㉑ 멸치

멸치의 종류는 상당히 많다. 모두 건강에 유익하면서도 값이 싼 생선이다. 이러한 멸치를 말려서 만든 마른 멸치에는 단백질과 광물질이 풍부하게 함유돼 있어 인체에 유익한 작용을 한다. 따라서 평소의 식생활에서 멸치를 항상 먹으면 칼슘과 단백질의 원활한 공급원이 되어 중년 여성에게서 다발하는 골다공증을 예방할 수 있다. 특히 멸치는 피부 미용에도 훌륭한 효과가 있는 식품이다.

한편 청어와 정어리도 여성에게 훌륭한 미용생선이다. 이들 등푸른 생선에는 DHA와 EPA를 함유하고 있는데 이는 인체에 필수적인 아미노산의 일종이다. 건강에 유익한 영향을 미치고 특히 대뇌에 영양을 공급하는 역할을 담당하기 때문이다.

따라서 이 두 가지 생선은 여성들의 피부 탄력을 증강시키는 미용식품이므로 평소 즐겨 먹는 것이 좋다.

㉒ 굴

굴은 영양이 풍부하여 바다의 우유로 불린다. 육질의 맛이 좋아 날 것으로 먹든지, 익혀서 먹든지 모두 훌륭한 식품이다.

이러한 굴에는 칼슘 등 여러 가지 광물질이 풍부하게 함유돼 있다. 특히 아연의 함유량이 가장 높은 식품이다. 연구 결과 밝혀진 바에 의하면 아연은 남성의 정력과 성기능을 강화하고 회복시키는 데에 유효한 효과를 지닌 물질이다. 그래서 한의학에서는 이를 이용하여 양기를 돋우고 어지러움증과 식은 땀이 나는 증상을 다스리며 여성의 대하증 치료에 응용하기도 한다.

굴은 또한 멜라닌 색소의 침착을 방지하므로 주근깨나 기미, 노인성 반점, 검버섯 등의 발생을 예방하는 효과가 있다. 따라서 평소 굴을 많이 먹으면 놀라운 미용 효과를 거둘 수 있다.

㉓ 가막조개 & 재첩조개

가막조개와 재첩조개는 민물에서 주로 자라는데 간혹 바닷물과 민물이 맞닿는 곳에서도 자란다.

가막조개와 재첩조개에는 이노진 등 다양한 아미노산을 함유하고 있어 간장을 강장시키고 체력을 증강하는 효과가 있다. 따라서 가막조개를 즐겨 먹으면 감기에 잘 걸리지 않게 되고 피부 미용에도 좋은 효과를 발휘한다. 특히 간 기능을 강화시키는 효능이 있어 기미나 주근깨, 검버섯 등의 발생을 방지한다.

이외에도 간 기능 저하로 인해 피부가 거칠어지고 탄력이 없으며 윤기가 없는 피부를 개선하는 효과도 있다.

㉔ 시금치

시금치는 인체 내에서 비타민 A로 전환되는 카로틴이 풍부하게 함유돼 있다. 또한 비타민 B군과 비타민 C, 그리고 철분도 풍부하게 함유하고 있어 신체 전반의 기능을 증강시키는 효능이 있다.

특히 시금치에 함유된 철분은 보혈(補血)의 효능이 탁월해 여성이 즐겨 먹으면 피부에 건강한 혈색이 돌고 탄력이 생기며 주름살이 줄어들게 된다. 이때 두부나 멸치 등과 함께 복용하면 그 효능은 배가 된다. 이러한 시금치의 경우는 그 뿌리에도 많은 영양분이 함유돼 있으므로 반드시 먹도록 한다.

그러나 시금치에는 초산(草酸)이 들어있어 칼슘의 활발한 작용을 저해한다. 이로 말미암아 결석의 발생을 초래하기도 한다.

그러므로 시금치 복용의 가장 좋은 방법은 끓는 물에 살짝 데쳐서 초산이 물에 녹게 한다. 이때 그 물을 마셔서는 안된다. 이렇게 데쳐서 반찬으로 만들어 먹으면 된다.

㉕ 쑥 갓

쑥갓은 국화과로 일년생이다. 꽃은 국화와 비슷하게 생겼으며 색깔은 노란색과 흰색의 두 가지가 핀다.

이러한 쑥갓에는 향긋한 냄새가 나는데 이 냄새는 생선과 육류의 비리고 노린 냄새를 억제시키는 작용을 한다.

특히 쑥갓에는 각종 비타민이 함유돼 있는데 그중에서도 비타민 C의 함유량이 가장 높다. 이와 더불어 여러 가지 광물질 또한 풍부하게 함유돼 있다.

이러한 쑥갓을 미용에 응용하려면 녹색이 짙고 싱싱한 것을 골라서 믹서기에 넣고 간 뒤 그 즙을 걸러낸다. 여기에 벌꿀 또는 레몬즙을 조금 섞어서 마시면 된다.

그 효과는 실로 뛰어나다. 쑥갓에 풍부하게 함유돼 있는 비타민 C는 미백작용이 뛰어나며 각종 광물질 또한 피부 미용에 놀라운 작용을 발휘하기 때문이다.

쑥갓즙을 평소 꾸준히 마시면 피부에 광택이 나고 탄력이 생긴다. 또 주름살, 기미 주근깨, 검버섯 등의 생성을 방지하고 감소시키는 효능이 있어 아름다운 피부를 가꿔주게 된다.

❷❻ 피망

피망은 고추의 일종이다. 그러나 단맛이 있기 때문에 채소로 먹으면 된다.

피망을 채소로 먹으려면 완전히 익지 않은 녹색일 때가 좋다. 완전히 익으면 색깔이 새빨개지는데 여기는 베타 카로틴의 함량이 익지 않은 피망의 100배나 된다. 알파토코페라민은 덜 익은 피망의 50배이며 당도 역시 높다.

따라서 미용식으로 응용할 때는 완전히 익은 피망을 선택하는 것이 좋다. 완전히 익은 피망을 선택하여 그 즙을 짜서 마시거나 생채로 무쳐 먹어도 된다.

이러한 피망은 피부의 신진대사를 촉진하고 윤택하게 하므로 주름살을 감소시키는 효능이 있다.

㉗ 순무

순무는 뿌리가 곧고 굵다. 조직이 무보다 치밀하고 단맛이 난다. 모양은 둥글거나 납작한 원형과 원추형으로 나눌 수 있다. 색깔은 주로 흰색인데 어떤 것은 윗부분이 녹색 또는 자색이고 아랫부분이 흰색인 경우도 있다. 간혹 자색과 노란색인 경우도 있다.

이러한 순무는 날 것으로 먹고 절여서도 먹을 수 있으며 국을 끓여 먹어도 된다. 순무의 잎은 다른 채소와 마찬가지로 먹어도 되고 영양분이 뿌리보다 많다. 잎에는 카로틴과 비타민C가 풍부하게 함유돼 있지만 뿌리는 주로 당분이고 비타민은 미미하게 함유돼 있기 때문이다.

그러므로 순무를 미용식으로 응용하려면 잎을 이용하는 것이 좋다. 특히 잎을 가지고 그 즙을 짜낸 다음 여기에 벌꿀과 레몬을 섞어서 마시면 피부 노화를 예방하고 주름살을 감소시킨다. 특히 피부 미백효과가 뛰어나다. 또한 기미나 주근깨, 검버섯을 개선시키는 효과도 있다.

㉘ 산약

산약은 그 뿌리를 주로 먹으며 약재로도 많이 사용된다. 산약에는 당질과 단백질, 칼슘, 비타민 C등이 풍부하게 함유돼 있다. 또 독특한 점성이 있는데 이는 단백질과 양질의 섬유가 결합되어 이루어진 성분이다.

민간의 비방에서는 예로부터 산약이 널리 응용돼 왔다. 주로 양기를 강장시키고 음(陰)을 보(補)하며 눈을 밝게 하고 근육의 발달을 촉진시키는 것으로 그 효능을 인정받아왔다.

이러한 산약은 찌개나 반찬으로도 먹을 수 있고 그 즙을 짜서 마셔도 된다. 또 가루나 떡 등을 만들어서 먹을 수도 있다.

특히 산약의 중요한 효능 중 한 가지는 피부를 아름답게 자양하는 효능이 있어 여성의 아름다움을 가꿔주는 식품으로 인기가 높다.

㉙ 콩나물

콩나물 싹이 돋아나고 뿌리가 자라나올 때는 효소나 비타민이 생겨나면서 원래는 콩물에 없던 성분이 만들어지게 된다. 따라서 콩나물을 먹는 것은 콩의 원래 영양 뿐만 아니라 콩의 성장능력까지 먹게 되는 이치와 같다.

콩나물에는 비타민 A, B군, C, 칼슘, 철분, 섬유질, 단백질 등 다양한 영양성분이 함유돼 있다. 이들 성분들은 곧 간장기능을 강화하고 피로를 해소한다. 또 저장(整腸)과 항산화의 효능이 있기도 하다. 이로 인하여 평소 콩나물에는 뛰어난 여드름이나 주근깨 검버섯 등의 생성 또한 예방하므로 영양이 풍부하고 약효 또한 다양한 콩나물을 평소 즐겨 먹으면 건강한 삶 실현에 도움이 된다.

㉚ 요구르트

우유 또는 양유(羊乳)를 발효시켜 만든 것이 요구르트이다.

요구르트를 발병한 메치니 코프는 불로장생의 비결이 바로 요구르트를 마시는 것이라고 했는데 그의 말은 세계를 크게 흥분시켰다. 그 후 많은 과학자들이 연구를 계속한 결과 건강에 유익하다, 유산균을 많이 발전해내기에 이르렀다.

요구르트의 유산균은 활체(活體)에 유익한 작용을 발휘한다. 정작작용이 있고 또한 인체에 해로운 세균을 억제할 수도 있다.

특히 요구르트에는 칼슘 또한 풍부하여 미용 효과가 뛰어난 식품이므로 평소 꾸준히 마시면 미용에 크게 유익한 작용을 한다. 즉 피부에 탄력을 더해주고 윤택하게 하며 부드럽게 한다. 특히 주름살이나 주근깨, 기미, 검버섯 등을 예방, 치료하는 능력이 있다.

7장

평소 알아두면 좋은 피부미용 상식 27가지

01

피부의 노화는 20세부터 시작된다

필자는 어느 여대생으로부터 이런 말을 들은 적이 있다. "저는 사실 피부에 대하여 특별한 손질법은 없어요. 단지 잠자리에 들 때 영양크림만 조금 바를 뿐이에요. 그런데 제 나이가 이제 겨우 스무살을 갓 넘었는데 주름살, 주근깨, 기미가 나타나 속상해 죽겠어요. 이럴 수도 있어요?"

이 여학생은 여름이면 바닷가로 가거나 테니스를 치고 겨울에는 스키를 타는 등 전형적으로 운동을 좋아하는 젊은 여대생이었다.

필자는 그녀의 말을 듣고 피부에 대한 지식이 없는 것에 놀라지 않을 수 없었다. 그리고 충고를 하지 않을 수 없었다.

현대 여성들의 경우 피부는 심한 스트레스를 받고 있다. 이로 인해 다양한 피부 트러블을 겪고 있다. 과거와 비교해 볼 때 기미나 주근깨 등의 발생 빈도도 높고 그 상태도 심한 경우가 많다. 그 원인은 크게 세 가지로 나갈 수 있다.

첫째 짙은 화장을 한다는데 있다. 거리를 나서 보면 모든 여성들이 하나같이 짙은 화장으로 얼굴을 구별하기 힘들 정도다. 옛날에는 수세미외 즙 등 천연 화장품을 주로 썼다. 이들 자연 화장품은 피부를 청결하게 하고 자양하며 윤택하게 하는 효과가 있어 자연미를 충분히 발휘하면서도 피부에 유익한 작용을 하였다.

그러나 오늘날의 화장품은 대부분 광물질이라 화장품을 과다하게 사용하면 얼굴에 광물성 기름을 바르는 것과 다름없다.

더욱 극단적인 표현으로는 화장품이 마치 기계의 윤활유와 같아 얼굴에 바른 뒤 휘발유로 씻어내야 하는 것과 같은 이치다. 즉 휘발유와 같은 작용을 하는 크렌징 크림을 이용하여 화장을 지운 뒤 다시 비누로 씻어내야 한다. 비누로 세안을 하면 피부의 지방도 함께 씻겨나가므로 얼굴이 조여들고 건조해지게 된다.

그래서 밤에는 반드시 유성의 영양크림을 발라 피부에 영양을 주어야만 한다. 그러다보니 이와 같은 악순환이 끊임없이 계속되면서 피부는 지치고 또 피로해지며 점점 노화돼 가게 되는 것이다.

피부의 노화를 촉진하는 두 번째 원인은 햇볕이다.

"오! 당신의 살결이 멋있게 탔군요. 일광욕을 잘했네요."

요즘 여름이 되면 이같은 말이 마치 최고의 찬사처럼 받아들여지고 있다. 특히 섹시하다는 표현과 어울리면서 너도 나도 살갗을 태우기에 여념이 없다.

그러다보니 화장품업계에서도 구리빛의 건강한 살결과 햇살에서 태어난 미인 등을 광고문구로 내세우면서 이같은 분위기를 부채질 하고 있다.

그 결과 일광욕은 하나의 유행처럼 번지고 있다. 그러나 짧은 여름이 끝나고 소슬소슬 가을바람이 일 때면 햇볕에 그을린 자국이 검버섯이나 반점으로 변하기 십상이다.

따라서 한 철의 찬사를 듣기 위해 햇볕에 피부를 태우는 것은 금물이다.

피부의 노화를 부르는 세 번째 원인은 스트레스이다.

스트레스는 피부에 절대적으로 나쁜 영향을 미친다. 사람은 일단 번뇌가 있게 되면 누구나 할 것 없이 얼굴 표정이 어두워지게 된다. 피부 또한 긴장 등 정신적인 스트레스에 대하여 민감한 반응을 나타낸다.

현대 사회에서는 남성 뿐 아니라 여성도 많은 스트레스에 노출 돼 있다. 이는 달리 말해 현대 여성의 경우 피부에 위기를 조성하는 기회가 많아졌다는 것을 의미한다. 동시에 긴장과 스트레스를 해소하기 위하여 여성의 음주나 흡연습관도 점차 보편화 되고 있는데 이 역시 피부를 노화시키는 중요한 원인이 되고 있다.

이상과 같은 세 가지 원인으로 현대 여성의 피부는 각종 트러블로부터 위협을 받고 있다.

따라서 20세가 지나면 피부의 문제가 곧 현실적인 문제로 대두 되는데 이때 그 원인에 관심을 기울이지 않고 또 아무런 대책도 마련하지 않는다면 피부의 노화는 보다 가속화 될 수밖에 없다.

02

왜 얼굴부터 노화가 시작되는가?

30세를 넘긴 여성 중에 간혹 화장하지 않은 얼굴을 보면 종종 놀랄 때가 있다. 화장을 한 얼굴과 화장을 지운 얼굴이 너무나 큰 차이를 보이기 때문이다.

사람들은 대부분 몸매가 아름다우면 얼굴도 역시 아름다울 것이라는 생각을 한다. 그러나 사실은 정반대이다. 똑같은 피부인데도 얼굴과 신체의 노화과정은 판이한 차이점을 보인다. 얼굴은 신체의 어떤 부위보다도 쉽게 노화가 되는 경향이 있다. 그 이유는 얼굴이 각종 자극을 가장 많이 받기 때문이다.

이러한 자극에는 정신적인 자극 뿐만이 아니라 더위나 추위 등의 자극도 포함된다. 아라비아 지역의 여인들이 차도르로 얼굴을 가리고 다니는 것을 제외하고 대부분의 사람들 얼굴은 언제나 외부에 노출돼 있다.

혹한의 남극대륙을 가든지, 무더운 사하라 사막에 가든지 얼굴은 거의 노출돼 있다는 말이다.

설사 이같은 극단적인 지역이 아닐지라도 햇볕이나 춥고 더운 공기는 역시 얼굴에 직접적인 자극을 주게 된다. 누구나가 한 번쯤은 바깥에 나갔을 때 공기 중의 아황산을 비롯한 각종 유해물질 또는 먼지가 얼굴에 달라붙는 것을 쉽게 체험해 보았을 것이다. 만일 여성이라면 화장이라는 인위적인 자극까지 있게 된다.

특히 얼굴은 항상 특별한 운동을 하는 부위이다. 식사나 말하는 것, 울고 웃으며 재채기 하는 것 등 모두가 얼굴 근육을 움직이게 한다. 심지어 잠을 잘 때도 얼굴은 움직인다. 이같은 얼굴의 운동도 일종의 자극이라 할 수 있다.

얼굴에 비교적 적은 자극을 받는 사람은 불행하게도 식물인간이거나 장기간 감옥 생활을 하는 죄수 정도일 것이다.

이밖에 얼굴에 자극을 주지 않는 곳에서 생활하려고 한다면 그것은 거의 불가능한 일이다.

따라서 자극을 항상 받게 되는 얼굴은 신체의 어느 부위보다 빠르게 노화되고 쇠퇴해진다.

심한 경우 20세를 넘긴 지 얼마 되지 않았는데도 얼굴에 잔주름이 생기는 경우도 있다. 이것은 사람의 경우 20대가 지나면 피부는 서서히 노화를 시작하기 때문이다.

얼굴의 노화를 알리는 신호는 바로 눈꼬리의 잔주름살이다. 어떤 사람은 필자에게 이렇게 물은 적이 있다.

"왜 주름살이 눈꼬리 부위에서 가장 먼저 나타나는 겁니까?

그 원인은 다음과 같이 분석할 수 있다.

눈속의 안구(眼球)가 자리하고 있고 그 주위에 안구가 튀어나오지 않도록 지탱하고 있는 지방 등의 물질이 있다. 그것이 바로 눈껍질이다. 손으로 눈껍질을 만져보면 곧 알게 될 것이다. 그곳은 얼굴 피부 중에서 가장 얇은 부분이며 귀, 코처럼 뼈가 지탱하고 있지 않다. 이 뿐만이 아니다. 그곳은 또한 얼굴 표정을 가장 잘 전달하는 부분으로서 섬세하고 미묘한 동작을 생성시킨다. 따라서 이 부분이 받는 자극이 가장 빈번하기 때문에 주름살이라는 노화현상이 제일 먼저 나타나게 되는 것이다.

그중에서도 항상 웃기를 잘하거나 눈 부분의 표정이 풍부한 사람은 까마귀 발자국 같은 눈꼬리 주름살이 더욱 잘 생기게 된다.

처음에는 웃을 때만 나타났다가 평소의 표정으로 돌아가면 곧 사라져 버린다. 그러나 세월이 지나면 얼굴에 아무런 표정을 짓고 있지 않은 데도 눈가의 잔주름이 뚜렷하게 보인다. 많은 여성들이 놀라는 것은 바로 이같은 상황일 것이다. 그리고 더욱 괴로운 것은 눈가의 잔주름이 다른 주름살과 마찬가지로 연령이 많아짐에 따라 점차 확대되고 또 깊어진다는 사실이다.

03

생활이 고달플수록 주름살이 깊게 패인다

사람은 40세가 지나면 반드시 자기의 얼굴에 대하여 책임을 져야 한다는 말이 있다.

이 말은 미국의 링컨 대통령이 남긴 명언이다. 확실히 사람의 얼굴은 40세가 되면 곧 성격, 직업, 생활환경과 인생관 등에 의해 그 흔적이 드러나게 된다. 만약 철학가라면 그의 얼굴은 틀림없이 심사숙고하는 철학사상을 품고 있는 인상을 풍길 것이다.

만일 일상생활이 행복하다면 그 얼굴에는 반드시 행복한 기색이 나타나게 된다. 이와 반대로 생활에 시달린다면 얼굴에는 주름살이 쉽게 나타나게 된다. 다시 말해서 얼굴에 생긴 주름살 하나만 보더라도 그 사람이 현재 처해 있는 상황이 좋은가, 그렇지 않은가를 가늠할 수가 있다는 말이다.

당신 앞에 거울이 있다면 지금 곧 거울을 마주 보고 약간 과도하게 희, 노, 애, 락의 표정을 지어보라. 그러면 설사 젊고 주름살이 전혀 없는 사람일지라도 근심, 걱정 등 수심에 찬 표정을 짓는 다면 눈과 입 주위의 주름살이 나타나게 될 것이고 크게 웃어도 주름살이 나타날 것이다.

이같은 주름살은 젊은 경우는 표정이 멈추어지면 곧 사라진다. 그러나 생활에 지친 사람일 경우는 결과가 어떻게 될까? 그 해답은 미간에 좀처럼 지워지지 않을 주름살이 생기게 된다는 것이다.

한편 주름살을 전염이 된다고도 하는데 그것은 사실이다. 조금만 주의를 해보면 이같은 사실은 어렵지 않게 알 수가 있다. 만일 이마에 주름살이 나타나면 그 주위에 잇따라 잔주름이 생겨나게 된다. 끝내는 이들이 한데로 연결되어 무늬가 깊게 패이는 주름살이 되는 것이다.

그리고 일단 40세가 지나면 링컨의 말처럼 세월의 흔적은 사정없이 얼굴에 새겨지게 된다. 그런데 그 모양은 마음에서 생겨나게 된다고 했다. 예를 들어 젊었을 때부터 항상 명랑하고 즐거운 마음으로 생활을 한다면 주름살의 생성 또한 그렇지 못한 사람보다 훨씬 덜 나타날 수 있다는 것이다.

04

주름살의 많고 적음은
가꾸는 정성에 좌우된다

눈꼬리에 주름살이 가장 쉽게 나타난다고
한다면 그 다음 부위는 어디일까?

눈꺼풀과 눈 주위가 위험지대이다. 또 코 양쪽에서 입술 양쪽까지 패인 자국도 나이가 많아짐에 따라 깊은 골이 패이게 되는데 이 역시 주름살의 일종이다. 이처럼 주름살은 나이가 많아짐에 따라 점차 두드러지는 경향을 나타낸다. 그러므로 서둘러 완화시키고 미연에 예방하지 않는다면 얼굴은 곧 주름살 투성이가 될 것이다.

연령별로 쉽게 나타나는 주름살의 종류를 살펴보면 다음과 같다.

① 20대 연령층 : 쉽게 나타나는 것은 까마귀 발자국 같은 눈꼬리 주름살과 눈위쪽 꺼풀의 주름살이다.

② 30대 연령층 : 코 양쪽에 패인 자국이 깊어지고 피부가 점차 느슨해지며 위쪽 눈꺼풀이 눈동자 쪽으로 처지게 된다. 피부 표면의 잔주름도 점차 많아지게 된다.

③ 40대 연령층 : 이마 부위의 주름살이 두드러지고 미간의 주름살도 깊어진다. 이 연령층은 피하조직의 노화로 인하여 피부 표면에 잔주름이 나타날 뿐만 아니라 그 흔적 또한 깊어지기 시작한다.

④ 50대 연령층 : 눈꼬리 피부가 느슨해지고 처져 내려오게 된다. 그러므로 눈이 외관상으로 볼 때 삼각형이 되는 것이다. 이와 동시에 원래는 미세하면서 간간이 있던 이마의 주름살도 서로연결이 되면서 깊고도 긴 주름살로 벼하게 된다.

아래쪽 눈꺼풀이 팽창하여 볼록하게 나오는 것도 이 연령대에서 시작되는데 그 원인은 인체의 경우 50세가 지나면 세포 기능이 급격히 쇠퇴하고 피부가 위축되면서 얇아지기 때문이다.

특히 눈 주위 지탱조직의 긴장도가 약하게 되어 눈구멍의 지방이 자체의 무게를 감당할 수가 없어 팽창된 상태가 되게 한다.

⑤ 60대 연령층 : 주름살이 서로 연결이 되면서 깊어지고 또한 길어지게 된다.

⑥ 70대 연령층 : 얼굴의 주름살이 급격히 증가된다. 그 원인은 이마와 볼의 피하지방이 감소되면서 얼굴 윤곽이 야위어졌기 때문이다.

⑦ 80대 연령층 : 두개골이 위축되므로 주름살이 상당히 깊게 접혀진 주름살로 변하는 시기이다.

이렇게 연령대에 따라 주름은 각기 다른 양상을 띠고 나타나게 된다. 확실히 주름살은 노화현상이 일종으로 인간으로서는 피할 수 없는 어떤 숙명과도 같은 일임에 틀림없다.

그러나 앞서도 말했듯이 주름살의 발생은 피부에 대한 적절한 손질을 행하지 않았을 때의 일이다. 물론 아무리 열심히 가꾸고 손질을 한다고 하더라도 주름살이 전혀 생기지 않는다고는 말할 수 없다.

그러나 한가지 확실한 것은 가꾸는 손질의 정도에 따라 주름살의 발생을 완화시킬 수 있는 것은 틀림없는 사실이다.

05

햇볕을 쬐면 피부가 건강해진다는 것은 사실이 아니다

햇빛의 자외선은 인체 내에서 비타민 D를 만들어낸다는 것은 잘 알려진 사실이다.

비타민 D는 칼슘 또는 인의 흡수를 촉진시키며 골격과 이빨을 강화하는 데에 없어서는 안되는 영양분이다. 그래서 혹자는 다음과 같이 말을 하기도 한다.

"일광욕은 피부를 강화하여 감기에 잘 걸리지 않게 한다. 그러므로 건강을 지키기 위하여 여름철에는 해변이나 산으로 가서 햇볕을 쬐는 것이 좋다."고 했다.

그러나 피부 건강의 차원에서 본다면 이같은 견해는 틀린 것이다. 설사 일광욕을 즐긴다 해도 과도하게 해서는 절대 안된다.

여성의 경우 20세가 지나면 직접 햇볕을 쬐는 것은 삼가는 것이 좋다. 그러나 많은 사람들이 여름에 피부를 구리빛으로 태운다. 그것이 하나의 유행처럼 자리잡아 가고 있다.

그 결과 얼굴에 검버섯이나 주근깨가 발생하는 경우가 많아졌다. 다시 한 번 더 강조하건데 햇볕은 피부의 적임에는 틀림이 없다.

그렇다면 우선 자외선이 피부를 검게 만드는 원인부터 알아보자.

인체에는 외부로부터 침입한 각종 상해에 대한 방어능력을 가지고 있다. 그중의 한 가지가 바로 피부의 멜라닌 색소이다.

자외선이 비록 비타민 D를 합성시키는 작용이 있지만 또한 피부르 손상시키는 단점도 함께 가지고 있는 것이다.

멜라닌 색소가 바로 그 결점을 막아주는 작용을 한다. 이는 곧 피부가 햇볕을 쬐고 있을 때 멜라닌 색소가 피부표면을 덮어 자외선의 침입을 막아내는 역할을 한다. 이때 피부가 검게 변하면서 햇볕에 그을린 상태가 되는 것이다.

그런데 만일 이때 젊은 사람이면 햇볕에 그을려도 피부가 그다지 큰 해를 입지 않게 된다. 그것은 피부의 신진대사 작용이 매우 활발하기 때문이다. 약 1개월이 지나면 원래의 상태로 회복이 된다.

그러나 20세가 지나면 그 상황은 크게 달라진다. 원래의 피부상태로의 회복능력이 감퇴되기 때문이다. 또한 피부 노화를 가속화 시키게 되고 염증이 발생된 부분은 좀처럼 낫지 않으면서 주근깨나 검버섯이 형성되는 것이다.

따라서 늘 건강하고 깨끗한 피부를 유지하고 가꾸기 위해서는 자외선에 대한 확실한 대책을 세우는 것이 무엇보다 중요하다.

06

6월 햇살이 가장 위험하다

대다수의 경우는 피부를 구리빛으로 태우기 위하여 일광욕을 즐기다가 끝내 검버섯이나 주근깨 등이 유발되는 경우가 많다.

그래서 혹자는 7~8월의 뜨겁고 따가운 햇살을 피하기 위하여 외출을 삼가거나 특별한 예방조치를 하기도 한다. 그런데 이러한 예방 조치에도 불구하고 가을이 되면 역시 주근깨나 검버섯 투성이의 얼굴이 되기도 한다.

이는 대부분 5~6월 햇살이 문제가 된 경우이다. 사실 우리는 7~8월의 햇살을 피부 미용에 있어 큰 적으로 생각을 한다. 그러나 여기에는 함정이 있다. 결론부터 말하자면 피부에 가장 위협적인 햇살은 7~8월의 햇살이 아니라 5~6월의 햇살이라는 것이다.

햇살에 의해 피부가 검게 타는 것은 자외선 때문이므로 피부가 가장 쉽게 까맣게 타게 되는 계절은 자외선 양이 가장 많은 때인 것이다. 그 시기가 바로 5~6월이라는 말이다.

특히 하루 가운데 자외선이 가장 강렬하게 내리쬐는 시간대는 오전 10시에서 오후 2시 사이이다.

8월은 확실히 6월보다 덥다. 그러나 더위와 자외선의 양이 정비례하는 것은 아니다. 예를 들자면 유럽 지중해의 여행은 공기가 건조하고 시원하며 그리 덥지는 않지만 자외선은 의외로 강렬하다. 더위를 느끼는 감각은 습도와 밀접한 관계가 있다. 그러므로 비록 덥기는 해도 자외선이 많다고 할 수는 없다.

자외선은 4월부터 점차 강해지기 시작하다가 5월이 되면 갑자기 상승하고 6월에 이르러서는 결정에 이르게 된다. 이때 6월은 장마철에 접어들 때가 아닌가 하고 의문을 가지는 사람도 있을 것이다. 이때 우리가 제대로 알고 있어야 할 점은 자외선은 구름을 뚫고서도 피부에 도달할 수 있다는 점이다.

특히 장마철에 언뜻언뜻 햇살이 나오면 사람들은 모두가 눅눅한 습기를 털어버리려고 너도나도 햇살을 쬐이려고 한다. 특히 그때 입은 옷은 여름철 셔츠이거나 간단한 복장이 대부분이어서 자외선에 노출된 우리의 피부는 더욱 더 검게 타게 된다.

평소에 늘 피부에 관심을 갖고 손질을 하는 사람들조차도 상상외로 5~6월의 위험을 잘 알지 못하고 있는 경우가 많아 안타깝다. 특히 5~6월은 늦은 봄에서 초여름으로 접어드는 계절이라 사람이 활동하기에 매우 좋은 시기이다. 그러다보니 테니스나 골프, 그리고 각종 들놀이 등을 즐기는 경우가 많아 피부를 손상시킬 가능성이 높다. 이점을 반드시 유의하여 피부에 해를 입히지 않도록 세심한 주의를 기울여야 할 것이다. 6월의 햇살에 탄 얼굴은 님도 알아보지 못한다고 하지 않던가.

07

겨울철의 자외선도 피부의 적이다

자외선이 가장 강렬한 계절이 5~6월이라면 자외선이 제일 적은 계절이 12월과 1월이라고 생각할 것이다. 그렇다면 12월과 1월에는 마음 놓고 햇살 아래 나서도 되느냐고 묻는 사람이 있을 것이다.

실제로 겨울철의 자외선은 여름철보다 약한 것이 사실이다. 솔직히 겨울철은 비교적 자외선에 안전한 계절이기는 하다. 그러나 겨울철에 스키를 타러 자주 나간 경우 얼굴이 검게 타는 경우를 심심찮게 접할 수 있다. 어떤 사람은 여름철 바닷가에 간 경우보다 더 검게 타버리기도 한다. 특히 스키는 해수욕과 달라 얼굴만 드러내놓고 하는 스포츠이기 때문에 검게 타는 부위가 대부분 얼굴이다.

이렇게 해서 검게 그을린 피부는 해가 없는 것일까. 결론부터 말하자면 아니다. 이 또한 피부에 심각한 트러블을 야기시킨다.

눈(雪)의 반사효율은 매우 높다. 소량의 햇살만 흡수할 뿐 대부분은 반사해버린다. 그래서 스키를 탈 때 선그라스를 쓰지 않은 채 눈(雪)을 바라보면 눈(目)이 광선에 찔러 아파오는 경험을 한 적이 있을 것이다. 이것이 바로 스키 타는 사람이 하늘로부터 내리쬐는 자외선과 눈(雪)에서 반사돼온 자외선의 협공을 받은 결과라 할 수 있다. 이로 인하여 자외선의 양은 당연히 증가하게 된다. 그러므로 비록 겨울철이라 하더라도 역시 자외선에 대한 경계를 늦추어서는 안된다.

스키뿐만이 아니다. 대다수의 사람들은 겨울철 햇살을 그리 주의하지 않는다. 여름철에 외출할 때는 반드시 자외선 차단 크림을 바르거나 양산이거나 모자를 이용해 비교적 자외선 차단에 신경을 기울이지만 겨울철이 되면 아무런 대책도 마련하지 않는다.

이는 잘못된 생각이다. 비록 겨울철에는 하루의 자외선 조사량이 극히 적지만 이것이 보여지게 되면 그 전체의 양은 결코 무시할 수 없다.

따라서 외출이 잦은 사람의 경우는 비록 겨울철이라도 자외선에 대한 대책을 세우는 것이 바람직하다. 그렇지 않으면 각종 피부 트러블이 아름다운 얼굴에 깊은 상흔을 남기게 될 것이다.

흰 피부일수록 검버섯 · 주근깨가 잘 생긴다

현대 여성들이 아름다운 얼굴 가꾸기에 기울이는 노력은 대단하다. 아름다워지는 방법에 시간과 돈, 노력을 아끼지 않는다. 그래서 성형외과는 문전성시를 이루고 있다. 쌍꺼풀을 만들고 콧대를 세우는 것은 이제 보편적인 일로 받아들여지고 있을 정도다.

이렇듯 아름다움을 추구하는 여성들에게 있어 아름다운 피부는 또 하나의 미(美)를 이루는 중요한 구성요소이다.

그래서 젊고 아름다우며 깨끗한 피부를 소유하는 것은 모든 여성들이 한결같이 소망하는 일이다. 그러나 맑고 깨끗한 피부를 갖기란 그리 쉬운 일이 아니다. 검버섯이나 주근깨 등 각종 트러블이 아름다움을 추구하는 여성들에게 커다란 고민을 안겨주고 있다.

그도 그럴 것이 소위 미녀라 함은 먼저 피부가 눈같이 희고 깨끗하며 부드러워야 하기 때문이다. 그런 다음에 콧대가 높고 눈에 쌍커풀이 져야 하며 얼굴이 작아야 한다는 등의 또 다른 조건이 뒤따르게 된다.

따라서 여성의 아름다움은 주근깨나 검버섯, 기미 등 각종 잡티가 없는 눈같이 희고 아름다운 피부가 첫째 조건이 된다.

그런데 피부가 흴수록 기미나 주근깨 등 각종 잡티가 잘 생기는 경향이 있어 각별히 주의해야 한다.

소위 피부가 검다는 것은 피부 표면에 많은 멜라닌 색소가 침착돼 있다는 것을 의미한다. 반대로 피부가 희면 멜라닌 색소가 비교적 적은 편이라 할 수 있다. 그렇다면 피부가 흰 사람과 피부가 검은 사람이 같은 양의 자외선에 노출됐다면 어떤 결과가 나타날까?

말할 것도 없이 피부가 검은 사람은 멜라닌 색소가 그 방패막이를 해주어 진피(眞皮)에 도달하는 자외선의 양을 감소시킬 수가 있다. 따라서 피부가 검은 사람은 검버섯이나 주근깨가 잘 생기지 않는 결과를 낳게 된다. 흑인에게 검버섯이나 주근깨가 없는 것도 바로 이 때문이다.

그런 반면 피부가 흰 사람은 멜라닌 색소가 적기 때문에 자외선이 곧바로 피부의 진피에 도달하게 된다. 그 결과 피부에는 후천성의 멜라닌 색소가 형성되거나 주근깨나 검버섯이 생겨날 위험성이 매우 높아지게 된다. 또 피부가 흰 사람은 작은 반점 또는 주근깨가 잘 번져나가고 뚜렷하게 드러나게 되는데 이것이 바로 불리한 조건인 것이다.

따라서 아름다운 여성, 특히 피부가 흰 여성은 반드시 피부가 검은 사람보다 한층 더 세심하게 자신의 피부를 가꾸어야 한다. 그래야만이 중년이 되어서도 아름다운 얼굴을 간직할 수가 있다.

09

주근깨 · 검버섯은
여성 호르몬과 밀접한 관계가 있다

젊고 아름다운 여성이 결혼한 뒤 임신을 하게 되면 얼굴에 검버섯과 기미가 생기게 되는 경우가 많다. 물론 평소에 피부 손질에 많은 신경을 썼는데도 임신을 하면 얼굴에 하룻밤 사이로 검버섯과 기미가 돋아나기도 한다. 왜 이같은 현상이 나타나는 걸까? 그 해답은 다름 아닌 검버섯이나 기미가 여성 호르몬과 밀접한 관계를 가지고 있기 때문이다. 좀 더 구체적으로 말한다면 여성 호르몬 속에는 멜라닌 색소로 하여금 세포를 활성화 시키게 하는 성분이 들어있다는 말이다.

따라서 여성이 임신을 하게 되면 여성 호르몬의 분비를 촉진시키게 되는데 이때 멜라닌 색소가 세포를 만들어내는 기능도 따라서 활발해지게 된다. 이것이 바로 검버섯이나 기미를 형성시키는 주요 원인이 된다. 이 현상을 임신 기미라고 하며 일반적인 기미와는 차별화 되고 있다. 이렇듯 여성의 생리는 매우 복잡하다. 특히 호르몬의 영향을 많이 받는다.

임신은 또한 호르몬의 균형에 변화를 일으켜 비만이나 변비를 유발시키고도 한다. 검버섯과 기미는 임신 기간 중에 일어나는 이같은 현상의 하나라 할 수 있다.

10

고급 화장비누가 때로는 피부를 해친다

피부에 신선한 활력과 광택을 유지하고 검 버섯이나 주근깨, 주름살을 방지하는데 있어서 세안은 가장 기본적인 요건이다.

물론 세안만으로 검버섯이나 주근깨, 주름살을 예방할 수 있는가 하고 회의를 하는 사람도 있을 것이다.

그러나 한 가지 중요한 사실은 검버섯이나 주근깨, 주름살 등을 제거하는 방법 중에 가장 중요한 것은 얼굴을 청결하게 하는데 있다는 점이다. 피부를 깨끗하게 해야만 주근깨나 검버섯을 없앨 수도 있고 주름살 또한 완화시킬 수가 있기 때문이다.

그런데 대부분의 일반 여성들은 이같은 기본 요건을 별로 중요시 하지 않는 경향이 있다.

세안의 목적은 모공과 땀구멍을 막고 있는 먼지나 더러운 때를 제거하는데 있다. 이때 맑은 물만으로는 얼굴에 묻은 더러운 때를 말끔히 제거할 수가 없다. 그래서 비누를 사용한다.

미용에 활용되는 세안 비누는 그 종류도 많다. 그러다보니 어떤 것을 써야 할지 막막할 때가 종종 있다. 이때 그 선택 기준으로 가격이 중요시되는 경우가 많다. 즉 가격이 비싸면 품질도 좋을 것이라는 선입관을 갖는 경우가 많다는 말이다.

그러나 전문가의 실험을 통하여 얻어진 결론에 의하면 고급비누일수록 오히려 피부에 좋지 않다는 것이다.

실제로 비누가 원인이 되어 검버섯이나 주근깨, 여드름, 주름살 등이 나타나는 경우를 심심찮게 접할 수 있다.

그렇다면 왜 비누가 검버섯이나 주근깨, 그리고 주름살을 유발시키는 원인이 되는 것일까?

그 원인은 비누의 알카리 성질 때문이다. 왜냐하면 사람의 평소 피부는 PH 5~6의 약산성을 유지하고 있다. 그런데 세균이 붙은 뒤 여전히 산성이면 그 영향은 별로 크지 않다. 그러나 알카리성이라면 곧 세균의 활동을 활발하게 하여 피부를 자극시키게 된다. 그 결과 검버섯이나 주근깨, 여드름 등을 빚어내게 되는 것이다. 따라서 비누로 세안을 하면 피부를 알카리성으로 바꿔주므로 세균의 온상을 만들어주게 된다.

또 고급비누에는 각종 향료가 들어있는데 향료가 복잡할수록 피부에 해를 미치는 유해물질이 포함될 확률 또한 높아지게 된다.

그러므로 지금 당신이 쓰고 있는 비누가 피부를 거칠게 한다고 느낀다면 즉시 다른 종류의 비누로 바꾸어야 한다.

11

검버섯 · 주근깨 · 주름살의 해소방법은 무엇인가?

시중에는 검버섯이나 주근깨를 없애는 다양한 연고와 크림이 있고 또 주근깨, 주름살을 예방 할 수 있을 것이라고 생각하는 사람이 많다.

그러나 그것은 너무도 낙관적인 견해이다. 여성들은 종종 이런 생각으로 안심하고 일광욕을 즐기는데 그것이 피부에 커다란 위기를 초래하기도 한다.

지금 시중에서 팔리고 있는 검버섯, 주근깨 기미 제거 크림이나 주름살을 방지하는 영양크림의 효과가 도대체 어느 정도인지 믿을 만한 데이터가 없다. 또 검버섯이나 기미, 주름살을 완전히 제거하기 획기적인 크림이 있다는 말도 들은 적이 없다. 다시 말해서 아직까지 인류는 검버섯이나 주근깨, 그리고 주름살에 대한 확실한 치료, 예방대책을 마련하지 못하고 있는 실정이다.

각종 피부 트러블로 고민하는 여성이 날로 늘어가는 추세지만 완전한 대책없이 일시적인 개선 효과만을 기대할 수 있는 방법만 발표돼 있을 뿐이다. 그중에서도 화장은 검버섯이나 주름살을 가리는 중요한 수단으로 활용되고 있다.

그런데 이때 알아야 할 것은 화장품이 오히려 정반대의 효과를 나타낼 수도 있다는 점이다. 화장품을 잘못 써서 피부를 더욱더 손상시키고 검버섯이나 주근깨, 주름살을 더 증가시키는 결과를 초래하는 경우가 많기 때문이다.

그래서 안심하고 활용할 수 있는 자연요법 한 가지를 소개하고 싶다. 이 미용법은 부작용 없이 주름살이나 주근깨, 검버섯 등을 개선하는 효과를 기대할 수 있다. 그러나 이 미용법을 활용하기 전에는 반드시 시원한 배변이 되도록 해주어야 한다. 몸속에 노폐물이 쌓이고 변비가 있으면 얼굴에 여드름이나 주근깨, 기미 등이 생기기 때문이다.

그럼 일반 가정에서 손쉽게 활용할 수 있는 검버섯, 주근깨, 주름살 예방 미용법을 소개하면 다음과 같다.

미강미용법(米糠美容法)

현대 여성은 검버섯이나 주근깨, 주름살, 거친 피부 등 다양한 피부 트러블을 겪고 있다. 이렇게 된 주된 원인은 과도한 일광욕과 화장품 남용, 그리고 긴장된 현대생활의 스트레스와 결코 무관하지 않다.

예전의 여성들은 피부에 습진이나 염증이 발병하면 곧 수세미 외즙을 바르거나 비파잎 달인 즙을 발라 개선시켰다. 또 피부가 거칠어지지 않도록 하기 위해 귤즙을 바르거나 알로에 점액질 즙으로 동상과 피부 균열을 치료하기도 했다.

이와 같이 각 지역마다 나름대로의 독특한 자연 미용 손질법이 있었다. 그 단순하고 소박했던 미용법은 효과도 뛰어났다. 옛시대 여성들 가운데 피부가 희고 고울 뿐만 아니라 광택이 있어 아름다운 피부를 간직한 사람이 많았기 때문이다.

그중에서 특별한 미용법에 속하지 않고 오히려 일상생활에서 널리 응용되었던 피부 손질법이 있었다. 이 미용법은 다름 아닌 목욕을 할 때 비누를 대신해서 응용했던 미강(米糠)주머니이다. 미강 주머니는 쌀겨를 주머니 속에 넣어서 만든 것이지만 피부를 청결하게 하는 데에 놀라운 효과가 있다.

미강 즉 쌀겨가 비누 대신 피부를 깨끗이 해준다는 것은 미강에 알카리성의 물질이 함유돼 있기 때문이다. 특히 이러한 미강의 성분은 검버섯이나 주근깨, 주름살의 예방에도 뛰어난 효과가 있다.

12

피부는 건강의 거울이다

페인트 혹은 일부 식물과 접촉을 하기만 하면 피부에 두드러기 또는 습진이 나타나는 사람이 있다. 이런 사람은 확실히 과민성 체질을 타고난 경우이다. 그 중에서 특히 피부가 더욱 예민한 경향을 보인다. 이것은 피부가 두텁고 얇은 것과는 아무런 상관이 없다.

사람의 피부는 원래 매우 부드럽다. 만일 황달에 걸리면 피부가 즉시 노래지고 신장 또는 간장에 질병이 있으며 피부는 즉시 검어진다. 또 영양이 충분할 때는 피부가 엷은 홍색을 띠게 되는데 이때는 기색이 좋다고 표현될 수 있다. 그러나 영양이 불량하거나 피로하면 피부가 창백해지면서 핏기가 없어지게 된다.

이처럼 피부는 신체의 상황을 가장 잘 나타내주는 거울과도 같다. 피부는 신체를 덮고 있는 외투이지만 사실 인체에 대하여 상상을 초월한 중요한 기능을 담당하고 있다. 체내의 노폐물을 땀으로 배출시키고 체온을 조절하기도 한다. 또 피부는 피하지방의 저장고이며 비타민 D의 생성을 촉진시키는 작용도 한다.

만약 이 민감한 부위에 검버섯이나 주근깨 또는 주름살이 나타나면 체질과 연령으로 빚어진 것이라 여기며 그냥 두어서는 안된다. 사실상 이 경우는 신체의 장애로 인해 빚어진 검버섯이나 주근깨, 그리고 주름살일 가능성이 더 크기 때문이다.

피부의 아름다움은 옥석처럼 다듬기만 하면 되는 것이 아니다.

이는 반드시 안과 밖의 신체 건강과 외부를 감싸고 있는 피부에 대한 자양이 있어야만 피부의 아름다움을 간직할 수 있다.

13

아기의 피부에는 왜
신선한 활력감이 넘치는가?

나이가 많아질수록 얼굴에는 주름살이 늘어나게 된다. 이 주름살은 피부 노화를 나타내는 가장 뚜렷한 현상이라 할수 있다.

그런데 주름살이 왜 피부에 나타나는지 그 원리를 대다수의 사람들은 잘 모르고 있다.

그럼 우선 주름 투성이인 노인과 살결이 매끈하고 광택이 나는 아이를 비교해 보기로 하자.

아이의 피부는 부드럽고 광택이 넘친다. 너무나 아름답다. 이와 같이 원래는 주름살이 없고 아름다운 피부가 50~60년이 지난 뒤에는 그토록 많은 주름살이 생기는 걸까?

이러한 질문에 대해 다음과 같이 대답을 하는 사람을 심심찮게 접할 수가 있었다.

"노인의 피부에는 지방이 완전히 없어져 건조하고 거친 것이 아닌가

요? 젊은 사람이나 아기의 피부는 보기에도 지방이 꽉 차 있는 것 같아 보이는데 나이가 들면 지방이 감소되기 때문에 그렇게 된다고 들었어요."

이 대답은 틀린 것이다. 그런데 이와 같은 견해를 가진 사람은 의외로 많다.

사실 피부에 있는 지방 즉 피지(皮脂)의 양은 노인이 아기보다 더 많다. 그런데 문제는 피부의 수분 함량이 있다. 아기의 피부는 신선하고 탱탱한 느낌을 주는데 이것은 수분이 많기 때문이다. 그런 반면 노인의 피부가 건조하고 주름살이 많은 것은 수분의 양이 적기 때문이다.

인체 피부에서 주름살이 생겨나는 원인을 좀 더 깊이 알아보자.

피부는 바깥쪽에서 안쪽으로 표피(表皮)와 진피(眞皮), 그리고 피하조직(皮下組織) 등 세 층으로 구성돼 있다. 검버섯이나 주근깨, 주름살 등이 생겨나는 원인은 진피(眞皮)에 있다. 왜냐하면 진피는 피부의 생리기능을 50%이상 지배하고 있기 때문이다. 이러한 진피는 탄력섬유, 결합섬유와 근육섬유로 구성돼 있고 위층에는 수분이 풍부하다.

그런데 나이가 많아짐에 따라 진피는 위층에 있는 수분이 점차 감소하게 된다. 진피 속의 갖가지 섬유 역시 위축되면서 탄력을 잃게 된다. 그 결과 피부에는 곧 주름살 또는 느슨해지는 이완현상이 나타나게 되는 것이다.

그러므로 만약 신선한 활력에 탄력이 넘치는 피부를 유지하려면 피부에 대한 보습(保濕)을 유의해야 한다. 그리하여 진피 섬유가 항상 활력과 활성화를 유지하도록 해야 한다. 이점은 매우 중요하므로 잘 새겨두고 실행한다면 언제나 젊음을 유지하고 주름살이나 검버섯, 주근깨 등의 생성을 예방하여 아름다움을 유지할 수 있을 것이다.

14

잠자기 전 화장은 노화의 원인이다

젊은 여성이 갓 결혼한 뒤 몇 달이 지나지
않았을 때 얼굴에 온통 검버섯이나 주근깨로 뒤덮인 경우를 볼 때가 있
다. 만약 이같은 현상이 나타나면 결혼을 함에 따라 나타나는 하나의 신
체적 반응으로 여겨서는 안된다. 왜냐하면 섹스 행위는 피부에 나쁜 영
향을 미치지는 않는다. 이런 상황에 놓이게 되면 모두가 어리둥절해 한
다. 심지어 의사들까지도 그 연유를 알 수가 없어 적당한 치료를 하지 못
할 때가 있다.

이런 경우 신혼 여성의 피부가 나빠지게 되는 원인은 바로 잠자기 전
에 화장을 한다는데 있다.

결혼을 하기 전 대부분의 여성들은 복잡한 화장 대신 간단한 영양크
림을 바르는 정도에 그친다. 그리고 잠자리에 들 때는 대부분 화장을 깨
끗이 닦아낸다.

그러나 결혼을 하면 잠자리에 들기 전에 화장을 하는 여성이 의외로

많다. 물론 남편에게 예쁘게 보이고 싶은 발로이기는 하다.

그런데 화장을 한 채 잠자리에 들면 아름다운 피부를 망치게 된다. 잠자기 전에는 반드시 얼굴을 깨끗이 씻어주는 것이 피부의 건강을 위해서 좋다. 물론 이때 콜드크림이나 크린싱 크림으로 화장을 지운 뒤 얼굴을 깨끗이 씻고 영양크림을 살짝 발라주면 보다 효과적이다.

그런데 밤에 잠자리에 들기 전 화장을 한 채 그대로 잔다면 화장이 수면 중의 피부 호흡을 방해하게 되므로 피부 노화를 앞당기는 매개가 된다. 그러므로 결코 밤에는 화장을 하지 않는 것이 좋다. 그래야만이 피부 노화를 방지하고 탄력있고 윤택한 피부를 유지할 수가 있기 때문이다.

15

아름다운 피부는 밤에 만들어진다

밤 세계의 여성들은 같은 연령층의 여성과 비교해 볼 때 피부가 비교적 쉽게 노화가 되는 경우가 흔하다. 그 원인 중 한 가지는 짙은 화장을 들 수 있다. 이와 더불어 또 하나의 중요한 원인으로 그들의 생활방식 또한 간과할 수 없다.

어느 나이트크럽에서 경리를 담당하는 여성을 예로 들어보자. 그녀의 하루 일과가 끝나는 시간은 대략 11시 30분 경이고 퇴근을 할 때는 12시가 된다. 그렇게 해서 집에 도착하면 대략 새벽2시경이 된다. 집에 도착해서 화장을 지우고 목욕을 한 뒤 잠시 휴식을 취한다. 그러다보면 잠자리에 드는 시간은 일반적으로 새벽4시 경이 된다.

분명 아침 9시에 출근해서 오후 5~6시경에 퇴근하는 일반 여성들과 비교하면 생활방식에 차이가 있다.

아름다운 피부는 밤에 만들어진다는 말이 있는데 이 말은 바로 아름다운 피부를 유지하려면 그 관건이 생리의 상황에 있다는 것을 의미한다.

생리학자들의 연구에 따르면 인체 세포의 재생활동이 가장 왕성한 시간은 밤 10시에서 새벽 3시 사이라고 한다. 그 시간 안에 피부의 노화세포가 새로운 세포와 교체되면서 신진대사 작용을 진행하게 된다.

아름다운 피부는 밤에 만들어진다는 말은 바로 이 뜻이다. 만일 아름다운 피부를 지니고 싶다면 반드시 피부가 긴장상태에 놓이지 않도록 해야 한다. 충분한 수면으로 아무 화장도 하지 않은 얼굴이 편안한 휴식을 취하도록 해주어야 한다.

이런 측면에서 볼 때 나이트크럽 등 밤에 일을 하는 여성들은 세포가 재생하려는 시간대에 피부에 휴식을 취해줄 수가 없다. 이로 인해 피부의 신진대사가 순조롭게 진행될 수가 없어 노화된 세포가 다음날 아침까지 잔류하게 된다.

이와 같은 생활이 지속된다면 피부의 노화를 가속화 시키게 되어 젊은 나이임에도 불구하고 검버섯이나 주근깨, 주름살 등 각종 잡티가 나타나게 된다.

근래 들어서는 밤에 일을 하는 여성들 뿐만 아니라 밤에 유흥을 즐기는 젊은이들이 늘어나면서 피부에 많은 문제점들을 유발시키고 있기도 하다.

다시 한 번 강조하건데 생리의 정상적인 리듬을 소홀히 해서는 안된다. 정상적인 생리리듬이 흐트러지면 피부에도 나쁜 영향을 미칠 뿐만이 아니라 신체의 전반적인 기능을 저하시키기 때문이다.

생리리듬 시계란?

생물체의 자연 리듬을 일반적으로 생리리듬 시계라고 부른다.

이 리듬을 지배하는 사령탑은 하구뇌(下丘腦) 아래에 있는 시교차상핵(視交叉上核)이다.

다시 말해서 지령탑에서 시간처럼 정확하면서도 규칙적인 지령을 하달하여 성장, 섹스, 노화, 수면과 음식 등 인간의 모든 정상리듬을 지배하는 것이다.

생물체의 리듬은 마치 뇌파(腦波)처럼 1초의 주기보다 적을 수도 있고 또 월경처럼 25~30일간의 주기가 될 수도 있다.

그 중에서 피부와 살결을 아름답게 하는데 있어 가장 중요한 것은 체온과 산소 소모량, 그리고 혈압, 맥박수, 호흡횟수와 각종 호르몬의 분비이다. 이들 작용은 하루 24시간을 주기로 하여 끊임없이 순환된다. 따라서 그 리듬의 절정 시기를 정확하게 파악한다면 적절한 때와 피부의 살결의 자양을 통하여 건강을 유지할 수가 있게 되는 것이다.

그럼 생체 리듬의 절정 시기를 한 번 알아보자.

① 오후 1시에서 3시까지는 일과 운동, 그리고 섹스를 행하기에 가장 좋은 때이다. 기획, 회의, 훈련 등은 반드시 머리를 써서 사고활동을 해야 하므로 이 시간대를 선택하면 가장 적절하다. 그리고 상당히 어려운 협의나 교섭을 진행해야 한다면 이 때를 이용하는 것이 좋다.

이른 아침 또는 저녁에 조깅을 하는 습관을 가지고 있다면 이 시간대로 바꾸어 보는 것도 좋다. 골프 치는 시간도 오후가 오전보다 더 좋은데 그 이유는 신체 리듬의 절정시기이기 때문이다.

② 오전 9시에서 오후 1시 또는 오후 3시에서 6시 사이는 리듬의 기준선에

있어 상황이 양호한 시간대이다. 일을 하거나 공부는 ①의 시간대에서 진행하면 효과가 가장 좋다. 오후 3시에서 6시 사이는 하루의 피로가 축적되는 시간대이므로 기획이나 회의를 하기에는 적합하지 않다.

③ 오전 6시에서 9시. 또는 오후 6시에서 10시까지, 즉 아침에 잠자리에서 일어난 뒤 3시간이 되었을 때와 잠자리에 들기 전의 4시간대는 신체의 리듬이 하강되는 시기이다. 따라서 생물체의 활력이 저하된다. 그런데 아침은 생물체가 활동을 회복하는 중요한 시기이므로 경쾌한 체조와 조깅, 산책, 독서, 라디오, TV등 방송을 청취, 시청하거나 활동을 행하여 신체와 머리로 하여금 적절한 준비운동을 하게 해야 한다. 물론 칼로리를 보충하기 위해서 아침식사는 제대로 먹어야 한다.

저녁에는 가족이 모여서 즐거운 저녁 식사를 한 뒤 미용체조를 하면서 몸과 마음을 조절하도록 한다.

④ 밤 10시에서 다음날 새벽 3시까지는 생물체의 리듬이 저하되는 시기이므로 가장 필요한 것이 바로 휴식이다. 그러므로 밤 11시 전에는 반드시 취침하는 습관을 들이도록 한다. 왜냐하면 피부에 있어 이 시간대는 피부의 신진대사를 가장 활발히 하는 시기이기 때문이다.

⑤ 새벽 3시에서 6시까지는 세포의 활성화가 가장 쇠퇴하는 시기이다. 만일 이 시간대에 잠을 자지 않는다면 피부와 건강에 손상을 주게 된다. 중병을 앓고 있는 환자인 경우 특히 이 시간대에 사망하는 경우가 많다. 그리고 이 시간대에 조깅을 하다가 목숨을 잃는 경우가 있으므로 주의해야 한다.

16

긴장은 피부노화와 연관이 깊다

한 때 사람들의 입에서 회자했던 화제의 하나로 암의 발병 원인이 긴장 때문이라는 주장이 사회적인 반향을 불러일으켰던 적이 있다. 즉 암의 발병 원인은 긴장과 스트레스 때문이라는 것이다. 실제로 긴장은 위궤양이나 동맥경화, 심장병 등의 발병 원인과 밀접한 관련을 갖고 있는 것으로 밝혀졌다. 특히 긴장이나 스트레스는 신경질이나 우울증, 치매 등 각종 정신과 질병의 유발 원인임은 익히 알려진 사실이다.

필자가 만약 검버섯이나 주근깨, 주름살 등도 긴장에서 빚어진다고 주장한다면 어떻게 생각할까?

모든 것을 긴장에서 오는 것이라고 한다면 너무 지나친 비약이 아닌가 하고 여기는 사람도 있을 것이다. 그러나 검버섯이나 주근깨, 주름살 등의 발생이 긴장과 연관이 있다는 것은 결코 터무니없는 말은 아니다.

그럼 긴장이 피부에 미치는 나쁜 영향과 긍정적인 낙관이 피부에 미치는 영향을 살펴보기로 하자.

모기업체에 다니고 있는 S씨는 28세된 미혼여성이다. 그녀의 근무실력은 매우 좋았다. 그러나 인간관계에 있어서는 다소 문제가 있었다. 상사가 업무에 대해 지적을 하면 그녀는 검토는커녕 종종 아무 소리도 없이 휭하니 돌아서기 일쑤였다. 그런 탓에 상사들은 하나같이 그녀를 다루기 힘든 문제의 여사원으로 낙인을 찍었다. 동료들도 등 뒤에서 그녀를 비판했다.

인간관계가 좋지 않은 나머지 그녀는 점차 상사를 두려워 하여 멀리하게 되었고 때때로 직장을 그만둘 생각까지 하게 되었다.

그녀의 얼굴에는 어느새 눈꼬리에 잔주름이 생겨났고 얼굴에 주근깨, 검버섯이 나타나기 시작했다. 얼핏 보기에 30세를 훨씬 넘긴 것처럼 나이가 들어보이기 시작했다.

이것은 그녀의 일상생활이 항상 긴장과 스트레스에 놓여 있기 때문에 빚어진 증상이다.

또다른 P씨는 28세된 미혼 여성으로 모 은행에 근무하는 직장여성이다. 그녀는 피부가 곱고 윤기가 나면서 아름다웠다. 언제나 웃는 낯으로 미소를 띠고 사람들을 대했으며 동료들과도 원만한 인간관계를 유지했다.

이 두 아가씨는 나이가 같고 생활환경의 조건도 유사했다. 그러나 피부는 큰 차이를 보였다. 그 원인은 두 사람의 판이한 인생관에 있다고 할 수 있다. 다시 말해서 늘 긴장 속에 놓여 있는가, 그렇지 않은가는 그녀들의 피부에 중요한 영향을 미쳤던 것이다.

우선 P라는 여성의 생활에서는 긴장의 그림자가 전혀 보이지 않는다.

그러나 S라는 여성은 불필요한 스트레스를 겪고 있는데 이것이 바로 심령의 창문인 얼굴에 검버섯이나 주근깨, 주름살을 만들어내게 된 것이다.

그럼 긴장과 스트레스를 받으면 피부에는 어떤 반응이 일어날까? 또 검버섯이나 주근깨, 주름살은 왜 생기는 걸까?

그 원인을 파악하기 위해서는 우선 피부는 정서의 변화에 민감한 반응을 나타낸다는 것을 알아야 한다.

일반적으로 사람들은 정서와 피부는 아무런 상관이 없는 것으로 생각하고 있다. 그러나 이 두 가지의 관계는 상당히 밀접한 연관 관계를 맺고 있다. 즉 추위와 두려움을 느낄 때면 피부에 닭살이 돋아나게 된다. 이것만 봐도 정서와 피부는 상호 연관을 맺고 있다는 것을 알 수 있다.

그럼 긴장이 어떻게 피부에 이상을 일으키게 하는 원인이 되는 걸까? 그 메카니즘을 한 번 살펴보자.

피부는 표피(表皮)와 진피(眞皮)로 나누어져 있다. 표피 아래는 표피를 만들어내는 기저층(基底層)이 있다. 이러한 표피는 점차 비늘로 변하면서 떨어져 나가게 되고 기저층은 계속해서 새로운 표피를 만들어낸다. 이것이 바로 피부의 신진대사이다.

기저층에는 색소를 형성시키는 색소인 색소 형성 세포가 있다.

색소 형성 세포는 멜라닌 색소를 만들어내는데 햇볕에 그을려 화상을 입는 것이나 검버섯이나 주근깨가 바로 이 때문에 생기게 되는 것이다. 장기간 동안 자외선에 노출돼 있으면 색소 형성 세포가 곧 멜라닌 색소를 만들어내어 피부를 햇볕에 그을리게 하면서 검어지게 한다.

색소 형성 세포의 모양은 나비 애벌레 같으며 신경세포와 매우 흡사하다. 실제로 색소 형성 세포에서 생겨난 뿌리부분이 바로 신경계통이다.

또한 색소 형성 세포가 신경세포의 가닥이라고도 한다.

따라서 멜라닌 색소를 만들어내면서 검버섯이나 주근깨를 발생시키는 색소 형성 세포는 신경세포와 마찬가지로 같은 기능을 가진 감각세포가 있다. 그러므로 정서의 변화는 직접 피부에 반응한다는 것은 조금도 이상하다고 느낄 필요가 없는 것이다.

앞의 예에서 소개한 S아가씨처럼 늘 긴장상태가 지속되면 색소형성 세포가 반응을 일으키게 되고 그 결과 검버섯이나 주근깨가 생기게 된다. 또 신진대사도 따라서 원활하지 못하게 되므로 피부기능이 쇠퇴하게 되는데 그 결과 주름살도 생기게 되는 것이다.

따라서 늘 젊은 육체를 유지하려면 반드시 젊은 마음부터 가져야 한다는 말은 정녕 명언이 아닐 수 없다.

왜냐하면 피부와 육체는 원래부터 일체(一體)를 이루는 양면이기 때문이다. 피부의 아름다움을 항상 유지시키기 위해서는 매사 적극적이고 긍정적이며 넓은 아량을 지녀야 한다. 초조하거나 서두르지 않으며 우울한 감정을 갖지 않아야 되며 생활 속에서 잔잔한 즐거움을 찾는 것도 절대적으로 필요하다.

17

피부 미용 질환은
여름에만 나타나는 것이 아니다

여름 특히 6월이 지나면 햇볕에 들어있는 자외선의 양이 증가하기 시작한다. 그래서 피부는 햇볕에 그을려 화상을 입기도 하고 검버섯이나 주근깨 등 각종 피부질환이 많이 나타난다.

게다가 여름은 기온이 높고 습도가 많다. 따라서 피지(皮脂)와 땀의 분비량이 증가하면서 여드름이 잘 돋아나며 화장이 잘 먹혀들지 않는 계절이다. 혹독한 더위에 식욕이 없고 수면도 충분하지 않으니 피부의 기능은 당연히 쇠퇴하기 마련이다.

그러므로 피부에 있어 여름은 위험한 계절이라고 할 수 있다. 대부분 여름 햇볕에 손상된 피부는 9월이 되면 그 증상들을 하나 둘 나타낸다.

확실히 여름은 피부에 있어 가장 위험한 계절이기는 하다. 그러나 피부를 손상시킬 수 있는 요인은 여름철에만 존재한다는 말은 아니다. 365일 내내 피부는 세심한 손질을 해주어야 하고 또 주의를 기울여야 한다.

그렇다면 여름철 이외의 계절에는 피부에 어떤 질환이 주로 나타나는

지 계절별로 한 번 알아보자.

① 봄

일조량이 점차 짙어지고 기온이 상승되는 시기이므로 피부의 신진대사도 점차 활발해지게 된다. 게다가 피지선(皮脂腺)과 땀샘의 분비량도 따라 증가되면서 표피가 두터워지게 되므로 여드름이나 검버섯 등이 쉽게 돋아나게 된다.

특히 봄날은 호르몬의 분비가 가장 왕성한 계절이므로 부신피질의 기능을 쉽게 약화시키게 된다. 부신 피질 기능이 일단 저하되면 그 기능을 높이기 위하여 뇌하수체가 곧 각종 호르몬 분비를 자극하게 된다. 그중의 한 가지가 바로 멜라닌 색소를 형성시키는 세포이다. 이것이 멜라닌 색소의 침전을 빚어내면서 검버섯이나 주근깨를 형성한다.

따라서 봄철에는 피부의 청결을 유지하기 위해서 반드시 세안에 주의를 해야 한다. 이밖에도 피부에 유익한 단백질과 비타민이 풍부하게 함유돼 있는 식품을 많이 섭취해주는 것이 좋다.

② 가을

9월, 10월은 늦여름의 더위가 여름에 못지 않다. 비록 자외선의 양은 감소하지만 표피(表皮)가 얇아져 있기 때문에 여름과 마찬가지로 쉽게 햇볕에 타고 화상을 입게 되며 심지어 염증이 나타날 수도 있다.

그러므로 날씨가 시원해졌다고 피부손질을 소홀히 하지 않도록 유의해야 한다. 자칫하면 검버섯이나 주근깨가 생기기 때문이다.

특히 가을철에는 피지(皮脂)와 땀의 분비량이 감소하므로 피부가 비교적 건조하게 된다. 이럴 때는 화장수 또는 로션으로 수분을 충분히 보급해주는 것이 중요하다.

❸ 겨울

기온이 급격히 내려가 추위가 사람들을 움츠러들게 하는데 이때 피부에는 뚜렷한 건조현상이 나타난다. 만약 실내에 난방장치가 되어 있다면 더욱 쉽게 피부가 거칠어지게 된다.

따라서 이 계절에는 수분과 영양의 충분한 보충은 말할 것도 없고 이외에도 혈액순환을 촉진시키기 위하여 안마를 해주는 것이 효과적이다.

이상과 같이 반드시 계절의 기온데 따라 피부에 적절한 영양을 보충해야만이 아름다운 피부를 유지할 수 있다. 또 화장품을 쓸때는 반드시 피부가 건성인지, 지성인지, 중성인지 알고 쓰는 것이 좋다.

18

담배는 피부를 늙게 만든다

흡연의 해로움은 이제 말할 필요조차 없다. 흡연은 폐암이나 심장장애, 그리고 고혈압과 동맥경화를 일으키는 원인 중의 한 가지이다. 흡연이야말로 백해무익이다.

여기에서 다만 흡연이 검버섯이나 주근깨, 그리고 주름살의 발생과 어떤 연관관계를 맺고 있는지 그 관계를 한 번 알아보기로 하자.

흡연을 즐기는 사람, 특히 줄담배를 피우는 사람은 피부가 대부분 검고 탁하며 혈색이 없다. 얼굴에 광택과 윤기 또한 없다. 이런 사람을 가까이에서 본다면 혈색은커녕 노인처럼 거친 것을 발견 할 수 있다.

담배 속의 니코틴은 혈관을 수축시키고 혈압이 올라가게 한다. 모세혈관이 일단 수축되면 혈액의 순환은 잘 되지 않기 때문에 보기에 비교적 혈색이 없어보이는 것이다.

그 뿐만이 아니다. 모세혈관은 영양분을 피부에 공급하는 통로 역할을 한다. 그런데 이러한 모세혈관이 일단 가늘어지면 영양이 피부에 충분히 도달할 수가 없게 된다. 신진대사도 이로 인하여 활발하지 못하게 되는데 그 결과 검버섯이나 주근깨, 주름살 등이 생기게 되는 것이다.

한 연구 기관의 보고에 의하면 담배 한 가치가 25mg의 비타민C를 파괴시키는 것으로 밝혀졌다. 비타민 C 25mg이면 레몬 반개에 해당한다. 그러므로 하루에 담배를 20개비 정도 피우면 설사 레몬 10개정도 먹는다 해도 비타민 C는 조금도 섭취할 수가 없게 되는 것이다.

비타민 C의 멜라닌 색소의 침착도 방지하므로 미용에 있어 없어서는 안될 영양소이다. 원래부터 결핍되는 쉬운 비타민 C가 만일 흡연으로 대량 보고되어 버린다면 피부미용에 있어 정말 무서운 일이 아닐 수 없을 것이다.

여성들 중 일부는 다이어트를 위하여 담배를 피우는 종종 있는 것으로 알려져 있다. 그런데 다이어트 하려다 오히려 검버섯 주근깨를 유지하게 된다면 미용에 있어 크나큰 피해가 아닐 수 없을 것이다.

19

성주기 때의 피부 손질은 매우 중요하다

여성의 피부와 호르몬은 밀접한 관계를 맺고 있다. 그리고 각종 호르몬의 분비는 여성의 성주기에 따라 일정한 리듬을 타게 된다.

따라서 성주기에 따라 피부를 적절히 손질하는 것은 아름다운 피부를 유지하는 중요한 핵심이다. 특히 배란기 일주일 전과 배란후의 일주일, 그리고 월경이 있기 전의 일주일이 가장 중요하다. 구체적인 성주기 때의 피부 손질법을 살펴보면 다음과 같다.

① 배란기 일주일 전과 배란 후 일주일간은 몸과 마음이 최고조에 도달한 시기라 할 수 있다. 피부에 광택이 나고 탄력이 넘치는데 여성이 가장 아름다워 보일 때이다. 피지(皮脂)가 충분히 분비되므로 피부에 생기가 넘치는 느낌을 준다.

따라서 이 시기에 검버섯이나 주근깨, 그리고 주름살 등이 두드러지게 나타나지 않으므로 이들 피부질환을 치료하기에 가장 좋은 시기이다. 이

시기에는 될 수 있는 대로 화장을 하지 말고 얼굴을 청결하게 유지시켜 피부를 쉬게 하고 피로하지 않게 하여 피부의 건강을 되찾게 해야 한다.

② 월경이 있기 전 일주일간은 체력이 저하되는 시기이다. 따라서 신체의 각종 장애가 쉽게 나타나고 정신적으로도 불안해하는 상태가 된다. 아무튼 이때가 한 달 중에서 몸과 마음이 가장 저하된 상태라고 할 수 있다.

황체 호르몬의 분비가 증가됨에 따라 마치 임신 중인 것처럼 민감해지게 된다. 그러므로 될 수 있는 대로 이 시기에는 피부에 불필요한 자극을 주지 않도록 해야 한다. 이 시기에 만일 강렬한 햇볕에 쬐이게 된다면 빠른 속도로 검버섯이나 주근깨, 주름살 등이 나타나게 된다.

또 변비가 잦으며 피부에 역시 각종 문제가 발생하게 된다. 따라서 이 시기에는 운동을 많이 해야 하고 또 섬유질 식품의 섭취량을 늘려서 변비의 증상을 개선시켜야 한다.

특히 이 시기에는 화장을 하지 않는 것이 좋다. 화장 대신 피부에 충분한 휴식을 주는 것이 보다 유익하다.

20

피임약이 미용에 미치는 폐해는 심각하다

여성의 성주기(性週期)는 난포기(卵胞期)는 황체기(黃體期), 그리고 월경기의 세 단계로 나눌 수 있다. 난포기는 월경이 있은 후부터 배란일까지로서 난포 호르몬 분비가 제일 많은 시기이다. 황체기는 배란일로부터 다음달 월경일까지 인데 황체호르몬의 분비가 가장 많은 시기이다.

이러한 황체 호르몬은 피부를 민감하게 하고 변비를 잘 일으킨다. 다시 말해서 황체기는 피부에 위험신호가 켜지는 시기인데 특히 월경이 있기 전 일주일간은 특별히 주의를 해야 한다.

임산부에게 검버섯이나 기미, 주근깨 등이 잘 나타나는 것은 임신을 한 뒤에는 난포기와 월경기가 없어지고 대신 황체기만 있을 뿐이기 때문이다. 황체 호르몬이 지속적으로 분비되는데 이러한 황체호르몬은 배란을 억제하는 작용이 있어 임신을 한 뒤에는 배란을 멈추게 하여 임신이 되는 것을 막는 역할을 한다.

피임약을 복용하는 것은 바로 황체 호르몬의 원리를 응용한 것이다. 즉 가(假) 임신을 유도하여 피임효과를 거둔다.

먹는 피임약은 난포호르몬과 황체호르몬의 복합체로서 주요 성분은 황체호르몬이다.

그런데 먹는 피임약에는 부작용이 있을 수가 있다. 피임약을 장기간 복용함으로써 호르몬에 이상을 일으켜 비만을 불러올 수가 있기 때문이다. 이것은 아름다움을 추구하는 여성들에게 치명적인 단점이다. 비단 이뿐만이 아니다.

피임약을 장기간 복용하면 피부 미용에도 적잖은 부작용을 유발시킨다. 바로 검버섯이나 기미를 발생시키기 때문이다. 장기간 피임약을 복용한 여성의 경우 검버섯이나 기미의 발생률이 그렇지 않은 여성보다 월등히 높은 것으로 드러나 경각심을 더해주고 있다.

그 원인은 다음과 같이 진단할 수 있다. 즉 먹는 피임약을 복용하면 임신과 마찬가지로 황체호르몬의 작용이 강해지는데 이로 인해 피부는 민감한 성격을 띠게 된다.

피부가 민감한 특성을 띤다는 것은 화장이 잘 되지 않는 상태이고 또 여드름이나 각종 피부 트러블이 잘 나타날 수 있는 상태임을 의미한다. 특히 햇볕과 접촉하기만 해도 피부가 검게 타고 검버섯이나 주근깨 등도 잘 나타나게 된다.

먹는 피임약의 폐해는 이뿐만이 아니다. 장기간 복용하면 심리적으로 불안감이 생기게되어 사소한 일에도 신경질을 내고 초조, 불안한 심리상태를 나타내는 경우가 많다. 이러한 정신적인 동요 또한 피부 미용에도 좋지 않은 영향을 미친다.

사람의 피부는 복잡 미묘하여 성주기에 따라 일정한 리듬이 있다. 그런데 피임약을 복용하면 이러한 피부의 리듬에도 혼란을 일으키게 된다.

또 장기간 복용하면 호르몬의 조화상실을 초래하여 검버섯이나 주근깨, 주름살을 유발시키고 피부노화를 한층 더 앞당기는 결과를 낳기도 한다. 따라서 피부 미용을 위해서는 먹는 피임약을 사용하지 않는 것이 좋다.

21

피부 보호는 생활 예술이다

피부에 맞지 않는 화장품을 쓰면 오히려 피부를 손상시키게 되고 잘못된 미용법 또한 피부를 손상시키는 커다란 원인 중의 하나이다.

그럼 방법은 비록 평범하지만 놀라운 미용 효과가 있는 생활 미용법을 살펴보자.

일상생활 속에서 어떤 식품이나 행동은 의외로 피부를 보호하고 뛰어난 미용 효과를 발휘하는 경우가 종종 있다.

물론 피부미용에 효과를 발휘하는 식품이나 행동이 검버섯이나 주근깨, 또는 주름살 등에 대하여 즉각적인 효과를 나타내는 것은 아니다. 그러나 일상생활 속에서 조금만 주의를 기울이면 아름다운 피부를 자양하는데 분명 도움이 된다.

❶ 비타민 C의 미용 효과를 활용하라.

피부에 가장 큰 영향을 미치는 영양소를 꼽으라면 아마도 모두가 비타민 C를 지목할 것이다. 레몬으로 얼굴에 팩을 하여 피부가 직접 비타민 C를 흡수하게 하든지, 음식으로 비타민 C를 섭취하여도 모두 검버섯이나 주근깨, 주름살을 제거 또는 예방하는 효과가 있다. 그런 탓에 비타민 C의 미용 효과에 반기를 들고 나선 이론이 발표돼 세상을 깜짝 놀라게 한 적이 있다. 그것은 다름이 아닌 비타민 C의 부작용설이다.

즉 비타민 C를 대량섭취하면 체내에 과잉된 항괴혈산이 신장결석 또는 발광결석을 유발시킨다는 것이다. 이 이론은 흰 쥐를 대상으로 실험한 결과 얻어진 결론이었다.

그런데 이같은 비타민 C의 부작용설은 순전히 비타민 C에 대한 부정의 의미를 지닌 말에 불과하다. 일부 학자들은 앞서의 이론을 주장한 사람과 똑같은 실험을 해보았다. 그러나 실험대상은 쥐가 아닌 원숭이였다.

원숭이에게 비타민 C를 대량 섭취하도록 했다. 그 결과 결석의 현상은 전혀 나타나지 않았다. 어째서 대상이 다르면 실험 결과도 판이하게 달라지는 것일까? 혹 실험이 잘못된 것은 아닐까?

사실 두 가지의 실험은 모두 정확하게 행해졌다. 단, 문제는 흰쥐와 원숭이에 있는 것이다.

이같은 실험을 통하여 인간의 인체는 비타민 C를 대량 섭취하여도 아무런 해가 없다는 사실이 밝혀진 셈이다. 왜냐하면 우리의 인체는 원숭이와 마찬가지로 비타민 C를 스스로 합성해내는 능력이 없기 때문이다. 이렇듯 체내에서 스스로 비타민 C를 만들어내지 못하는 동물은 사람과 원숭이 등인 것으로 알려져 있다.

현재 우리나라 사람들의 비타민 필요량은 대략 하루 50mg으로 딸기를 6-7개 정도 먹으면 되는 양이다.

특히 최근에 이르러 또다시 비타민 C 건강법이 세계 의학계의 각별한 주목을 받고 있는 실정이다.

노벨상을 받은 미국의 학자 라이너 파우린 박사에 따르면 비타민 C를 대량 섭취하면 감기를 예방할 수 있다는 주장을 하고 나섰다. 이외에도 풍부한 비타민 C의 섭취는 질병에 대한 저항력을 강화하고 각종 암이나 동맥경화를 예방한다는 주장도 제기돼 있다.

한편 파우린 박사에 의하면 사람이 하루에 반드시 섭취해야 할 비타민 C의 필요량은 10g 정도라고 주장했다. 비타민 C 10g이면 레몬 300개에 해당한다. 물론 이같은 방법으로 비타민 C를 섭취한다는 것은 불가능한 일이다. 그러므로 반드시 정제 또는 분말을 복용해야 된다.

이러한 비타민 C는 검버섯이나 주근깨 등 각종 피부 질환에 좋은 효과를 나타내므로 평소 적극적으로 활용하는 지혜가 필요하다.

❷ 비타민 E의 미용효과를 주목하라.

비타민 C는 널리 알려진 피부미용의 영양소이다. 그런데 이로 인해 종종 기타 미타민이 소홀히 다뤄지는 경향이 있다. 비타민 C가 분명히 색소의 침착을 예방하고 피부를 직접적으로 보호하여 검버섯이나 주근깨, 기미를 생기지 않게 하는 것은 사실이다. 그러나 비타민 C 이외의 비타민들도 역시 검버섯이나 주근깨, 주름살 등을 예방하는 뛰어난 미용효과를 발휘한다.

그 가운데 가장 대표적인 것이 바로 비타민 E이다. 비타민 E는 일반적으로 성(性)의 비타민으로 알려져 있다. 그것은 쥐를 대상으로 한 실험 결과 얻어진 결론이다. 즉 비타민 E가 결핍되면 수컷 쥐의 정자 생성이 억제되고 암컷 쥐가 새끼를 배면 그 태(胎)가 사라질 수도 있는 것으로 증명이 되었던 것이다. 이는 바로 비타민 E가 생식기능의 정상과 건강에 있어 없어서는 안되는 영양소임을 나타낸 것이다.

이러한 비타민 E가 노화방지에도 특별한 효과를 발휘하는 것으로 밝혀져 화제다. 인체는 연령이 증가함에 따라 신경 또는 일부 내장세포에 다갈색(茶褐色) 색소가 나타나게 된다. 이 색소는 노화 상태에 따라 많아지는 경향이 보인다. 따라서 이 색소는 일종의 노화색소(老化色素)라 할 수 있다.

그럼 이 노화색소는 어디서 온 것일까?

알고보니 그것은 지방이 산화되면서 형성된 과산화지질로 밝혀졌다. 비타민 E에는 항산화작용이 있어 비타민 E를 충분히 섭취하면 산화지질의 증가를 억제하여 노화를 방지하는 효과가 있는 것으로 나타났다.

이는 내장 또는 신경에만 그런 것이 아니라 피부에도 마찬가지 효과를 나타냈던 것이다.

나이가 많아지면 대부분 사람의 얼굴에는 반점이 나타나게 된다. 이것은 노화색소에 의해 빚어진 것이다. 왜냐하면 과산화지질이 증가하게 되면 피부에는 검은색 반점이 나타나게 된다. 이같은 노화성의 검은 반점은 평소에 비타민 E를 충분히 섭취한다면 어느 정도의 예방 조치가 되는 것으로 밝혀졌다.

비타민 E에는 또한 말초혈관을 확장시키고 혈액순환을 촉진하는 작용도 있다. 혈액순환이 원활하면 피부의 신진대사 또한 활발해진다. 혈액의 원활하고 시원한 흐름은 곧 피부에 충분한 영양을 공급해주므로 피부를 젊게 하고 윤기나게 하며 탄력을 유지하게 한다.

이러한 효능을 지닌 비타민 E는 다음과 같은 식품에 풍부하게 함유돼 있다. 대체로 장어나 대구알, 식물성 기름, 가다랭이, 등푸른 생선, 그리고 현미 등이다.

이렇듯 비타민 E의 비타민 C와 마찬가지로 피부 미용에 없어서는 안 될 중요한 영양소이다.

따라서 검버섯이나 주근깨, 주름살, 기미 등을 예방, 치료하여 아름다운 피부를 간직하려면 비타민 C만 주의할 것이 아니라 기타 비타민들도 결코 소홀히 해서는 안된다. 이 점은 미용에 관심을 가진 사람이라면 반드시 명심해야 할 사항이다.

❸ 비타민 A가 부족해도 안된다

검버섯이나 주근깨, 주름살을 예방하여 아름다운 피부를 간직하려면 비타민 C와 E가 절대적으로 필요하다는 사실은 앞에서 밝힌 바 있다. 이와 더불어 또하나 중요하게 다뤄야 할 영양소가 바로 비타민 A이다. 비타민 A는 건강한 피부를 유지하는데 있어서 없어서는 안될 영양소이기 때문이다.

사람이 밝은 곳에서 극장 등 어두운 곳으로 들어섰을 때 얼마동안은 눈앞이 캄캄해지고 아무 것도 보이지 않다가 시간이 조금 지난 후 주위의 사물을 다소 분별할 수가 있게 된다. 이같은 현상은 경미한 야맹증이 있을 때 나타나는 증상이다.

이럴 경우 동물의 간, 당근, 시금치 등 비타민 A가 풍부하게 함유돼 있는 식품을 많이 먹으면 정상으로 회복이 된다. 이것은 널리 알려져 있는 비타민 A의 작용이다.

그런데 이러한 비타민 A가 피부 미용에도 놀라운 작용을 하는 것으로 알려졌다. 예를 들어 평소 피부가 건조하고 화장이 잘 받지 않는다거나 얼굴과 목 부위에 여드름이나 화농성 두드러기가 돋아날 때 비타민 A를 섭취하면 뛰어난 개선 효과를 발휘하는 것으로 밝혀졌기 때문이다.

왜냐하면 비타민 A가 결핍되면 피지선(皮脂腺)과 땀샘의 기능이 저하되기 때문이다. 이렇게 되면 피부는 당연히 거칠어질 수밖에 없다. 그리고 피부의 저항력도 약화되어 쉽게 세균에 감염이 되면서 여드름 등이 잘 돋아나게 되는 것이다.

이러한 비타민 A는 동물의 간 등에 많이 함유돼 있다. 그런데 일반적으로 여성들이 이러한 식품들을 혐오하는 경향이 있어 피부 미용에 악영향을 미치게되는 것이다.

따라서 아름다운 피부, 탄력있는 피부를 유지하기 위해서는 평소 동물의 간 등 비타민 A가 풍부하게 함유돼 있는 식품을 즐겨 먹어주는 것이 도움이 된다.

22

맥주는 여성을 아름답게 한다

현대인들은 맥주에 대하여 다소간의 오해가 있는 듯하다. 일반적으로 배가 튀어나온 중년 남성을 보면 맥주를 너무 많이 마셔서 그렇게 된 것이라고 여기는 경우가 많다. 그래서 이른바 '맥주배'라는 말도 있다 그러나 배 나온 중년 남성들의 비만 원인은 대부분 지방과 당분 섭취의 과다, 운동 부족 때문이다. 맥주를 마셔서 그런 것은 아니라는 말이다. 사실 맥주는 알콜 음료 중에서 가장 미용에 유익한 음료이다.

맥주 큰 병 한 병이면 240cal의 열량이 생겨나므로 쌀밥 한 그릇 반과 맞먹는 열량이다. 그러나 이 열량을 걱정할 필요는 없다. 생리학자들의 연구에 따르면 맥주가 몸 속에 들어가면 곧바로 물과 이산화탄소로 분해되어 열량의 공급원이 되므로 지방으로 변하여 몸에 축적될 가능성은 희박하다는 결론이 났기 때문이다.

맥주 한 병에 들어있는 이산화탄소는 약 25g이며 쌀 밥 한 그릇은 맥주의 2배로서 약 50g이 된다.

이러한 맥주가 미용작용을 하는 첫 번째 이유는 맥주에는 비타민이 함유돼 있는 알콜 음료라는 점이다. 맥주에는 피부가 거칠어 지는 것과 햇볕에 과민반응을 일으키는 현상을 방지하는 비타민 B2가 함유돼 있다.

맥주는 또 피부를 거칠게 하는 변비를 개선시키며 그 쓴맛은 담즙의 분비를 촉진시킨다. 가벼운 변비일 때는 하루에 맥주 한 컵을 마시면 변비는 곧 개선된다. 특히 맥주는 약과 달라서 유쾌한 분위기 속에서 마실 수가 있기 때문에 훌륭한 변비약이라고 할 수 있다.

특히 잘 알려져 있지 않은 사실이지만 맥주는 미용에도 좋은 효과를 발휘한다. 왜냐하면 맥아에는 항균력이 강한 효소가 있어 세균에 대하여 항균력을 높일 뿐만 아니라 화농성 질병이나 여드름, 화농성 두드러기 등에 대하여 예방, 치료하는 작용을 발휘하기 때문이다.

이밖에도 맥주에는 여성 호르몬과 비슷한 호프케톤이라는 물질이 함유돼 있기도 하다. 이 또한 피부 미용에 좋은 영향을 미치는 것으로 알려져 있다.

아무튼 맥주는 피부미용에 좋은 알콜 음료라 할 수 있다. 단, 마시는 양이 적절해야 그 효과를 볼 수 있다.

23

연애는 피부를 아름답게 한다

사람들은 연애하는 여성이 가장 아름답다는 말을 종종 한다. 실제로 연애를 하고 있는 여성을 관찰해 보면 그들은 항상 얼굴에 웃음을 담고 있고 부드럽고 포근한 표정이 매력적이다. 두 눈은 초롱초롱 빛나고 하나같이 상큼해 보인다. 그래서 표정이 사랑스러울 뿐만 아니라 몸에서도 활기가 넘치는 듯하다.

이렇듯 연애하는 여성이 사람들에게 주는 아름다운 감수성은 의학적으로 그 근거가 있다. 특히 피부에 많은 영향을 미친다.

이는 바로 앞에서 말한 바 있다. 정신의 건강이 피부의 건강과 아름다움에도 적잖은 영향을 미친다는 점이다. 이른바 표피 아래층의 색소 형성세포와 신경세포의 기능인 것이다. 다시 말해 연애가 피부를 아름답고 곱게 하는 것은 호르몬과 연관이 깊다는 말이다.

여성이 연애를 하고 있을 때는 뇌하수체와 성선(性腺)의 분비가 모두 왕성해진다. 호르몬의 분비가 일단 왕성해지면 여성의 자태와 표정은 저절로 부드럽고 사랑스러우며 매력적인 분위기가 나타나게 된다. 또 피지(皮脂)의 분비도 덩달아 영향을 받아서 피부에는 광택이 나고 탄력이 넘쳐나게 되는 것이다.

이렇듯 마음 속에 만족감이 가득 차 있기 때문에 정신이 안정되므로 오장육부의 기능 또한 더한층 활발해지게 된다.

어떤 사람의 경우 과도한 긴장으로 위통과 위궤양이 생겨나고 또 어떤 일을 걱정하다가 설사와 이질이 발생되기도 한다. 이들 증상이 바로 생리기능과 정신적인 요소가 서로 밀접한 관계를 맺고 있다는 것을 단적으로 설명하는 사례이다.

따라서 연애는 신체의 윤활유와 같은 것이다. 왜냐하면 즐거운 마음은 혈액순환과 피부의 신진대사를 촉진시켜 사람으로 하여금 기색(氣色)이 좋고 정신을 활기차게 하기 때문이다.

자율신경의 기능이 상승 강화되고 피부의 분비가 왕성해지면 피부는 자연히 아름다워지게 되는 것이다.

물론 이와 반대로 만약 실연을 당하여 정신적으로 심한 타격을 받게 되면 오장육부의 기능과 세포의 활력이 감퇴되면서 피부에 나쁜 영향을 미친다. 피부가 거칠어지게 되고 여드름이나 주근깨, 기미, 검버섯 등이 돋아나게 되기 때문이다.

그렇다면 짝사랑을 할 경우 피부에는 어떤 영향을 미칠까?

이것은 실로 대답하기 까다로운 문제이다. 그러나 여성이 짝사랑을 만족스러워 한다면 피부에는 마찬가지로 유익하다. 그러나 만일 짝사랑이 사람을 초조하거나 불안하게 만든다면 이는 피부미용에 해롭다.

24

성생활이 피부를 거칠게 만든다는 것은 잘못된 견해이다

일부 남성들이 퇴근을 한 뒤 삼삼오오 떼를 지어 술집으로 찾아가서 술을 마시며 재미난 화제를 올려놓고 잡담을 벌일 때가 많이 있다.

술이 거나하게 취하면 어느새 화제는 섹스 문제로 옮겨가기 마련이다. 그 가운데 많은 사람들이 섹스 행위는 피부를 거칠게 만든다고 믿고 있다.

사실상 이와같은 견해야말로 어리석기 짝이 없는 것이다. 과도한 성생활이 피부에 폐단을 가져온다는 것은 그 문제의 핵심 성행위 그 자체에 있는 것이 아니라 바로 불규칙적인 생활 또는 밤을 지새우는 등의 행위로 인해 빚어지는 각종 폐해를 말하는 것이기 때문이다.

분명히 말하건대 섹스 행위는 피부를 거칠게 만들지는 않는다. 아니 오히려 피부를 아름답게 한다.

연애는 사람의 정신을 맑고 상쾌하게 만들어 호르몬의 분비를 왕성하게 하지만 성행위는 이와 다르다. 성행위는 구뇌(丘腦) 하부(下部)의 기능을 더욱 활발하게 만들어 호르몬의 분비를 촉진시키게 된다.

따라서 성행위는 피부를 더욱 곱고 아름다워지게 할 뿐만 아니라 여성으로 하여금 매력이 넘치게 하는 역할을 한다.

결혼 전에 피부가 거칠던 아가씨가 결혼을 한 뒤 갑자기 여자의 아름다움을 지니게 된다면 그것은 바로 섹스 행위가 준 선물인 것이다.

소위 여성의 매력이란 바로 풍만한 가슴, 가느다란 허리, 그리고 광택이 나고 탄력이 넘치는 피부를 일컫는데 이것은 완전히 호르몬의 작용에 의한 것이라 할 수 있다.

호르몬 속의 난포(卵胞)호르몬 분비가 증가하면 필요한 부분에 피하지방을 증가시키고 불필요한 곳에는 지방을 태워서 비만을 예방하여 아름다운 곡선을 만들어내게 되는 것이다.

그런데 난포호르몬의 분비가 쇠퇴하는 중년기에 접어들면 여성은 대부분 비만해지는 경향을 띤다. 이것은 바로 자연적인 이치인 것이다.

남성도 마찬가지다. 젊은 애인이 생긴 중년남자는 기백이 넘치고 몸의 자태와 기색 모두 활력이 넘쳐보인다. 이 또한 호르몬과 관계가 깊다.

이렇듯 남녀 할 것 없이 성행위야 말로 그 어떤 것보다도 탁월한 효능을 가진 불멸의 회춘약이라고 할 수 있다.

25

섹스 행위는 여드름을 사라지게 한다

어느 의학기관의 연구 결과에 따르면 남성보다 여성이 변비의 고통을 더 많이 받고 있는 것으로 드러났다.

그렇다면 왜 여성의 경우변비의 발생률이 남성보다 높은 것일까? 그 원인은 다음과 같이 열거해 볼 수 있다.

첫째 체질이 허약한 사람은 대장의 기능도 비교적 약하기 때문에 변비에 잘 걸리게 된다. 그런데 여성의 경우 그 체질이 대부분 허약하므로 변비의 발생률 또한 높은 것이다.

둘째 여성 변비는 가사(家事)에 있다. 가사는 날마다 해야 하면서도 매우 불규칙적이다. 가정 주부는 대부분이 가사에 열중하다가 제때에 화장실을 가지 못하는 경우가 많은데 이것이 오래 되면 습관성 변비가 된다.

셋째 대변을 오랫동안 참으면 변비가 되기도 하고 다이어트 또는 음식의 양을 제한하는 식생활 등도 모두 변비를 일으키는 주요한 원인이 된다.

넷째 또 다른 한 가지 중요한 원인은 바로 호르몬이다. 여성 호르몬 중의 황체 호르몬은 대장의 운동에 영향을 미친다.

일례로 변비로 인해 심한 고통을 받던 여성이 생리 때가 되면 대변이 순조롭게 배출될 때가 있다. 이것은 생리 기간에 황체 호르몬의 분비가 비교적 적기 때문이다. 황체호르몬의 분비가 왕성한 임산부의 경우 변비에 잘 걸리는 이유가 바로 여기에 있는 것이다.

이러한 변비는 피부 미용에 있어 최대의 적이다. 여드름이나 주근깨, 검버섯 등 각종 피부 잡티를 유발시키기 때문이다. 따라서 피부를 아름답게 하고 여드름 등을 없애는 빠르고도 확실한 방법은 바로 변비를 치료하는 것부터 시작해야 한다. 그런데 여기서 중요한 한 가지 사실을 밝힌다면 섹스 행위가 변비를 없애는데 즉효가 있다는 점이다. 그래서 섹스는 피부 미용에 좋은 영향을 미친다는 말이 성립되는 것이다.

좀 더 구체적으로 말하자면 여성이 성 행위를 행할 때 질 속의 압력이 높아지게 되고 활동이 격렬해질수록 질속의 압력이 파도처럼 높고 낮은 기복이 일어나게 된다.

이때 질(膣)과 직장(直腸) 사이는 얇은 막으로 분리되어 있기 때문에 질 내부의 물리적인 자극은 당연히 직장에 전달된다. 이는 곧 장(腸)의 운동을 촉진시켜 대변을 순조롭게 배출시킨다.

섹스 행위 때 질 속에서 분비되는 분비액 역시 대변을 원활하게 소통시키는 요소 중의 한 가지이다. 그 분비액에는 전립선 호르몬이 있어 평활근(平滑筋)의 수축을 촉진시킨다. 전립선 호르몬이 질로부터 분비된 뒤 일부분은 얇은 벽을 침투하여 대장(大腸)에 의해 흡수된다. 이로 인하여 대장의 활동이 원활해지면서 대변을 배출시키는 기능 또한 좋아진다.

이렇게 해서 변비가 개선되면 아름답고 탄력있는 피부를 유지할 수 있게 된다.

그렇다면 결혼을 하지 않은 여성들은 어떻게 해야 할까?

이 문제 해결의 핵심은 대장의 원활한 활동을 일으키게 하는 것이 중요하므로 이에 대한 방법은 또 있다. 즉 적당한 운동과 에어로빅 등이다. 운동은 또 정서를 바꾸고 정신적인 스트레스를 해소하는 기능도 가지고 있다.

이와 더불어 섬유질이 풍부한 음식을 적극적으로 섭취하도록 한다. 섬유질은 인체 내에서 소화, 흡수가 되지 않고 대변과 함께 배출이 된다. 흡수가 안된 채 대장에 다다른 섬유질은 장벽(腸壁)에 적당한 자극을 가하면서 대변을 시원하게 배출되도록 하는 작용을 담당한다.

26

녹차는 사람을 젊어지게 한다

전 미국 대통령이었던 레이건이 부인 낸시 여사와 함께 일본을 방문했을 때의 일이다. 일본 수상관저에서 시중 드는 한 여성이 질 좋은 녹차를 가져왔을 때였다. 일본 수상 부인이 낸시 여사에게 말했다.

"지금 차를 가져온 저 여성의 나이를 한 번 알아맞혀 보시겠습니까?"

낸시 여사는 미소를 지으며 얼굴이 곱고 부드러운 그 여인을 살펴보더니 이렇게 말했다.

"스무 살 가량 되어 보이는군요."

일본 수상 부인이 밝게 웃으며 말했다.

"부인 틀렸습니다. 저 여성은 이미 50세가 다 된 사람이에요."

"그래요? 어쩌면 저토록 젊어 보일 수가 있어요?"

낸시 여사는 새삼 놀라면서 탄성을 질렀다. 일본 수상 부인은 낸시 여사에게 그 여성은 녹차를 수십년 동안 마시고 있기 때문에 녹차가 그녀를 젊게 만든 것이라고 덧붙여 주었디.

　현대 약리학 연구에 따르면 녹차 속의 엽록소에는 혈액 속의 콜레스
테롤 수치를 내리게 하는 작용이 있는 것으로 밝혀져 있다.

　특히 혈액의 재생과 순환을 촉진시키는 능력이 있으며 악성빈혈을 예
방하는 데에도 좋은 작용을 하는 것으로 드러나 있다.

　따라서 날마다 녹차를 2~3컵 정도 마시면 피부가 고와지고 탄력이 생
기며 매끈하면서 한결 젊어지게 될 것이다.

27

숙변을 제거하는 것이 미용의 지름길이다

숙변이란 바로 우리가 일상생활에서 배설할 때 완강하게 장벽에 붙은 채 배출이 잘 안되는 변을 가리킨다. 이러한 숙변이 건강에 미치는 폐해는 실로 심각하다. 숙변과 변비는 같은 것이 아니므로 변비 환자라고 해서 반드시 숙변이 있는 것은 아니다. 날마다 대변 배출이 잘 이루어지고 있어도 숙변이 있을 가능성은 있다.

숙변 그 자체는 큰 문제가 아닐 수도 있다. 그러나 숙변 그 자체가 지니고 있는 유해성분이 인체에 미치는 영향은 매우 크다. 사실 숙변이 제거된 뒤 피로나 추위 타는 증상, 어깨가 결리는 증상이 개선되기도 한다. 또 여드름이나 기미가 없어지고 월경불순 등도 치료되는 사례를 심심찮게 접할 수 있다.

이런 점으로 미루어 보아 숙변 역시 혈액을 혼탁하게 오염시키고 순환에 장애를 초래하는 중요한 원인임을 알 수 있는 것이다.

그렇다면 어떤 경우 숙변이 잘 생기는가?

대체로 숙변이 잘 생기는 경우는 ▷ 폭음, 폭식을 하는 경우 ▷ 채소와 섬유질 식품의 섭취량이 부족한 경우 ▷ 염분의 과다 섭취인 경우 ▷ 담즙과 소화액의 분비가 부족한 경우 ▷ 장의 활동이 활발하지 않은 경우 등이다. 여기에다 추위를 타거나 체질이 허약하면 더욱더 숙변의 적체가 심해지면서 미용에 큰 해를 미치게 된다.

따라서 평소 일상생활 속에서 숙변이 생기지 않도록 주의해야 한다.

먹으면 약이 되는

한방 식품 미용법

초판 인쇄일 : 2015년 7월 224일
초판 발행일 : 2015년 7월 29일

저 자 : 김이현
펴낸곳 : 도서출판 한방미디어

등록번호 : 592-99-00032
주소 : 경기도 안양시 만안구 안양로510번길 26, 201호(석수동)
전화 : (031)471-9997
팩스 : (031)471-9998

ISBN 979-11-955819-0-0   03510

E-mail : kgon999@naver.com